生体情報モニタ50年

航跡の回顧と進展性

久保田　博南

MBM-40
MBM-50
ICU1000
ICU2000
ICU6000
ICU7000

薬事日報社

目次

いとぐち

いつか書こうという気持ちはあっても、何かきっかけでもない限り、なかなかスタートできない。というより、自分をそう仕向けることによってのみ実現可能となるといったほうが当たっている。

本書の根底にも、いずれは書こうと思い続けた筆者の長年の夢がある。それは、自分の仕事人生の中で、最初から関わり続けて現在でも継続している「生体情報モニタ開発」という仕事のことだ。

人間は、「もう後がない」とでも思わないと、なかなか真剣な実働に取りかからないものである。人間はと書いたが、言い過ぎなら、少なくとも筆者としての私自身と置き換えても差し支えない。

ホモ・ルーデンス（Homo Ludens：遊戯人）は、歴史学者ホイジンガが生み出したことばで、人間の本質は「遊び」にあり、それが人間活動の根源だと説いたものだ。その例に漏れない筆者をして、一書にしたためるほうがよいと思わせる動機は、じつに単純な一つの事象から生まれた。それは、世界初の生体情報モニタを開発してちょうど五〇年経ったという事実である。それゆえ、本書出版の動機は偶然でも何でもなく、ただ単にちょうど半世紀経過したという、一つの区切りからに過ぎない。

とはいえ、五〇年という区切りはたった一度しかなく、自分としても「今しかない」と断言できる。しかも、一書に……を決断させた決定的な事象があった。それは、五〇年前に開発した初号機に再会できたことだ。このことには、かなりの偶然性あるいは縁というものを感じる。このタイミングで、たまたま『知遊』という医療情報誌に出ていた「生体情報モニタ開発物語」という記事がきっかけで、その初号機が神戸の麻酔博物館に所蔵されているということ知ったからだ。

すぐにでも再会したいという好奇心が疼いた。何はさておき、新幹線を予約した。かくして、世界初、かつ筆者にしても初めて開発に携わった機器に半世紀ぶりに出会えたのだ。モニタ開発五〇年というのは確かに一区切りに過ぎないが、思わぬチャンスに巡り合える契機にもなった。こうなったら、書いておくべきだろう。何と言われようと。この貴重な時期を逃す手はない。

生体情報モニタの開発を通して学んだことは何かと問われるなら、モニタリングの対象として見てきた生体情報、つまり筆者の専門外といったほうがいい「人体」の特性についてである。人体には放っておいたら何もしないという性質があるようだ。ならば、放っておかずに活性化するほうがベターだろう。それも、ホイジンガのいう人間の本質に通じるということかも知れない。

かくして、本書は、「放っておく」より「活性化する（書く）ほうがベター」という本質的な面を含むものである。とはいえ、主観論として展開する一医療機器の開発経緯ではあっても、これからの日本の医療機器開発にとって、何らかのヒントを与えられるのではないか、というメリットも狙っている。筆者としては、ぜひそうあってほしいという希望を心の底に置きつつ、執筆に取り掛かろうと考えるに至った。

1　半世紀ぶり、初号機との再会

発端は雑誌に紹介された一つの記事から

二〇一五年一月半ば、日医文化総研が発行する雑誌『知遊』に「生体情報モニタ開発物語」という記事が掲載された。この記事の執筆者・福山健氏は、これまで数々のドキュメンタリーを世に出しており、その実績への評価が高い。とくに、医療機器産業分野での活動を描くヒューマンドキュメント作家として、その資質の高さで知られる。

知遊誌のヒューマンドキュメント「医療機器を開発した人たち」は、一〇年余りの実績を持ち、その第一回目の「杉田クリップ物語」は後に書籍としても刊行され、そのうえ英訳本も発行されるほど。

そのシリーズの一例として、「生体情報モニタ開発物語」が選ばれたというわけだ。二〇一四年の後半、この物語を執筆する目的で、福山氏本人はもちろんのこと、編集関係者、専門写真家には数え切れないほどのご足労をいただいた。刷り上がったヒューマンドキュメントを見て、文字どおり人そのものを表現する専門的な記述が素晴らしいと思い、改めてこういう機会を与えていただいたことに感謝したいと思った。

これまで、筆者自身、生体情報モニタに関しては機器主体の記述がほとんどで、第三者からの記事を出してもらった経験がないことから、「他人からはこう見えるのか」というかえって新鮮さのようなものさえ感じ取れたものだった。

記事の反応というより化学変化？

記事を書かれた本人にしてみれば、その反響が気になる。当然のことながら、知人をはじめとする多くの方がたから、「あの記事はすごいですね」というありがたいコメントが届いた。旧知でありながらも、改めて筆者自身の「仕事の内容」を知って驚いた、と言ってくれたりする。

それはそれでうれしいのだが、「光電ネットワーク」の事務局にも雑誌を送付したことから、思わぬ展開が待ち構えていた。このグループは、日本光電工業株式会社の元社員から成り立っているもので、筆者も所属する「同窓会」的な意味合いを持つ。

じつは、この「送付」に対する事務局からの儀礼的なメールに付け加えられていた一言が、反応を通り越して「化学変化を起こした」とも言える事象の展開につながる。礼状に付加されていた一言とは、「記事にあったベッドサイドモニタは、麻酔博物館に寄贈しました」というもの。

長いトンネルから抜け出て、パッと眼前に広大な風景が飛び込んできたような感覚。何はさておき、世界初の生体情報モニタとなったベッドサイドモニタが現存しているという事実。これまでは、どこかの病院の倉庫に現物が眠っているかも知れない程度に思っていた。しかし、現実として、本物が残っているという情報に、思わず飛び上がりたいような気持ちになったのだ。

温度差は致し方ない

メールでは詳細はわからないとは諦めつつ、事務局に質問状を出してみた。「このモニタはいつごろ、どこから出てきたものなのですか」と。

筆者がなぜそんな質問を出してきたのかさえわからなかったと思うが、事務局からはいくつか重要な情報が返ってきた。

「少し前に、日本麻酔科学会から、古いモニタがあったら寄贈してほしいとの要請があった」「社内の展示室にあったベッドサイドモニタＭＢＭ―40を寄贈することになった」「営業所からの連絡では、どこかの病院から引き取ったらしい」――しかしながら、文字どおり事務的な処理に過ぎず、歴史的な機器という認識はないようだ。

そうか、日本光電内には何年かの間、展示物として保存されていたのか、と思った。なるほど、考えてみれば、ベッドサイドモニタＭＢＭ―40の開発・生産・販売に関わった人物は、現在の日本光電社内・社外を探しても、かなり少人数に絞られる。だから、寄贈する側、される側双方にとっては、ただの「古いモニタ」にしか過ぎない。

ものごとの見方は、表と裏では正反対になることがある。たとえ一つの事象であっても、自分が関わったか関わっていないかで異なった反応があるのはやむを得ないことなのだ。

とはいえ、この事実を知ってしまった以上、じっとしているわけにはいかなくなった。

神戸へと、はやる気持ちを抑えて

二〇一五年二月五日、新神戸駅から乗車したタクシーは一〇分余りで神戸キメックセンータービルに到着した。たぶんあのビルだろうと想像していたのだが、商用で尋ねた経験があるとすると、もうかれこれ八、九年前になる。だから、記憶が定かでない。

ただ、到着したビルに入るなり、エレベータの配置が特殊に設計されているため、「あー来たことがある」と確信した。すでに、そのビルに入っている企業との関係業務は一段落しているので、また訪問する機会などありえないと思っていた。しかも、日本麻酔科学会の本部がこの三階に入っていると聞いてやや意外な感じがしていた。というのは、確か東京の本郷周辺にあったときに訪れたことがあるからだ。聞くところによれば、どうも二〇〇八年ごろに移転したらしい。

エレベータに乗ると少し緊張気味であることを自覚していたのだが、その理由も明確である。わざわざ東京から出てきたという時間の経過もその一因だが、それとは比較にならない五〇年という年月の長さを実感できる時が近づいていると感じていたのだ。

麻酔博物館は、学会の付属施設として二〇〇九年に設立された。訪問の予約を入れておいたため出迎えていただいたのに、事務所の職員との会話が上の空。申し訳ないと思っていても、早く見たいという感情を自制できずにいた。

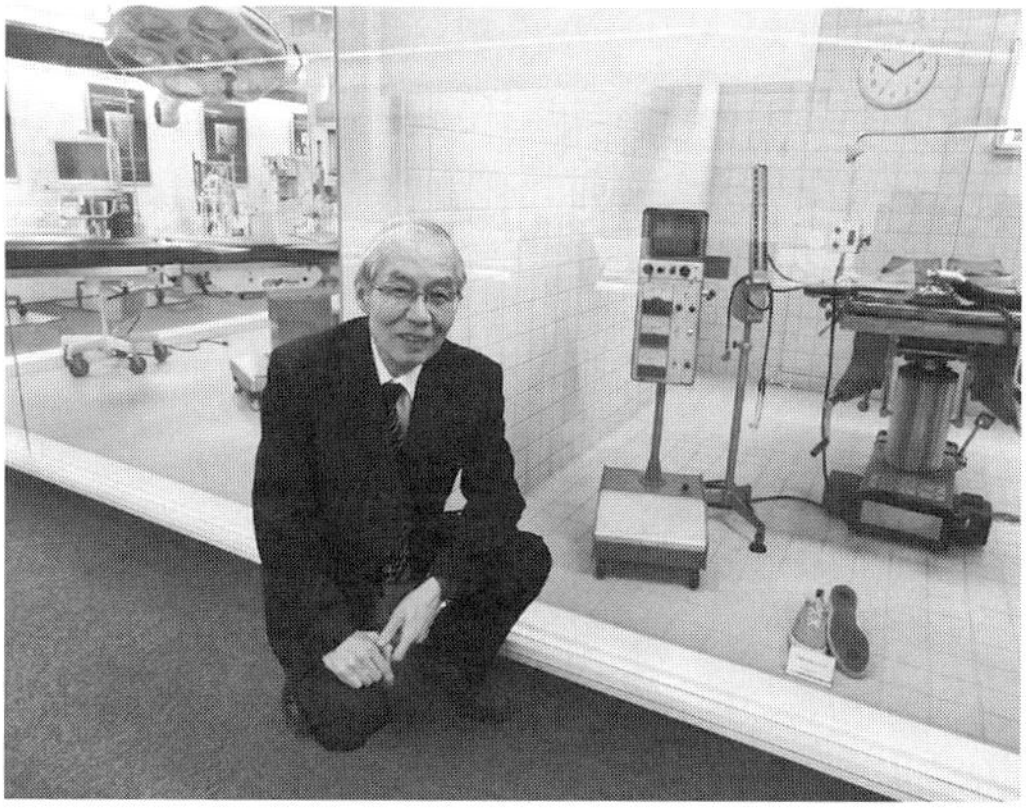

図１　筆者と初号機 MBM—40

自分の目で確かめなければ

「こちらです」と案内された展示室は、ガラス張りの立派なレイアウトが施されていた。二つあるショールームのうち、右側にまぎれもない「ベッドサイドモニタＭＢＭ—40」がきれいに磨き上げられて直立していた（図１）。

これまで、もう二度と出会うことなどないと思っていた。それより、半世紀の歳月を経て、この世に存在しているとは思えない機器。見るまでは、傷ついた骨董品のような状態を思い描いていたのだが、それこそ新品同様な姿に接し、感慨無量という以外にない。

カートと一体型をした独特の形状と淡青の本体、五・五インチのブラウン管と三つのアナログメータ、すべてが病室の中での重労働にもめげず、見事に保存されている。しばらくの間じっと見つめていたが、胸にグッと来る何かを必死に抑えるしかなかった。

少し冷静さを取り戻して見ていると、さすがに、電極やセンサ類は紛失していることに気づいたが、それを除けば完璧な外観に見える。もし、電源スイッチを押してみれば、本当に作動するのではないか、という気がしてきた。

できれば触れてみたいと願ったが、厳重管理の建前上、展示室内部への入室は許可されなかった。何か自分の分身に会えたような気がして、よく頑張った、と頭でもさすってあげたいと思ったのだ。しかし、それは叶わなかった。

この時間を多くの人と共有すべき

こんな時間と空間、それに機会、そうした貴重でかつ希少な事象を一人占めできない。いや、独占すべきではない。こういう真実に興味のある人たちにも披露したいものだ。世界で初めて商品化された実機が目の前にあるという事実は、夢物語にもたとえられそうだ。それに希少ということからすれば、このモニタの最初の出荷が一九六五年だったので、まさに、ちょうど五〇年という、ドンピシャリのタイミング。

浦島太郎にでも例えればよいのだろうが、この瞬間に半世紀という長時間が一瞬にして消え去り、このモニタを昨日作り上げたような錯覚に襲われた。

これほどの感激を、自分一人で味わってはいけないと感じ、今日までのモニタ開発に関わった人たちや協力者たちにも共有してもらいたいと思った。しかしながら、すでに物故者も多い。それなら、この出発点とその意義、そしてその後の展開と現状報告を、何らかの形で多くの人たちに知らせることができれば、夢の何分の一かは現実となる。

日本にだってオリジナリティーはある

現在の日本の医療機器産業界は、課題や問題点ばかりが表に出てくる。しかし、それが本当の姿なのだろうか。現実に返って冷静に考えてみるなら、こういうオリジナル製品が存在すること自体が日本の誇りになる。

ベッドサイドモニタが世界に先駆けての創始企画・開発だったことは賞賛されるべきだろう。その企画の中心人物だったというつもりは毛頭ないが、このテーマに深く関われたことには感謝の気持ちが湧き上がる。

モニタの一番の特質を挙げろと言われれば、初めて臨床の場に持ち込まれた医療機器ということができる。それ以前の医療機器が、ともすると研究目的や人体の機能チェックを目的とする検査機器に中心軸があったことを考えるなら、初めての本格的な臨床機器としての位置づけとなる。生体情報モニタが「臨床モニタ」とも称されるネーミングからも、この特質は見逃せない。

だからといって、このオリジナリティーについて、筆者が個人的に特別な評価を下すつもりもない。

ただ、その関係者としての私見的な部分を取り除いてみても、数少ない日本固有の創始作品として誇れる。できれば、一つの医療機器開発サンプルとして参考にしてもらえれば、その存在意義があるのでは、というのが偽らざる心境である。

現在の日本の医療機器産業界を見るにつけ、随所で「医工連携」というタームに出会う。この用語自体、もちろんその当時に存在していたわけではない。だが、このことばの持つ真意を考えるなら、もしかして、ベッドサイドモニタは日本の医療機器開発の曙を告げる一つの実例といえるのではないのか。いわば、原点とかサンプル例として適当かも知れない。

神戸からの帰途、新幹線の中で、半世紀前にベッドサイドモニタを開発していたころのことが頭をよぎった。

2　日本光電入社のいきさつ

優遇条件に背中を押されて

まず思い浮かぶのは、筆者が日本光電工業に入社したいきさつである。それこそ非常に単純な理由で、群馬大学時代の担当教授・畔上道雄先生と日本光電・荻野義夫社長が早稲田大学時代の同級生だったという、ごく一般的なつながりからだ。常づね、「優秀な学生を回してくれ」と言われていたとか。

筆者自身、決してそうだと思ったことなどない。学友のことばをそのまま引用すれば、「フラフラしているようだけれど、一本筋が通っている」と。「フラフラ」と「筋が通っている」は相反するので、褒められているのか貶されているのかわからなかったが、要約すれば、ちょっと変わり種ということだろうか。

この学友を含め、他の同級生たちが例外なく、超一流企業・大手の会社に引き抜かれていくのを羨望のまなざしで見ていた。何しろ、世は理工ブーム、四〇人余りの卒業生に対して一〇倍程度の売り手市場。その中でも、「寄らば大樹の陰」ということばどおり、トップ企業に就職できれば一生安泰という計算が成り立つ。

だが、性格的には、「ややひねくれ者」と自分でも思っていて、こういうオーソドックスな考え方には賛同しがたかったのだ。反論をいうなら、大企業に就職して「ただ単に一つの歯車になってしまうのも癪にさわる」という屁理屈も成り立つと考えていた。

就職先を心配してくれた母親に対し「ちょっと冒険をしたい」と言ってみたら、なお心配のタネが増えたような口ぶりだった。このことを教授に話したら、「でも二部上場の会社だし、配当金も支払われている」という説明。その上で、教授の顔が効く企業なら、入社も容易だろうと想像した。

畔上教授の説得にやや押され気味になっていた矢先、筆者の決心を確かなものにする一手が放たれた。おそらく、教授自身から提案したアイデアだと思うのだが、「久保田君、日本光電は奨学金を出すといっているよ」とのだめ押し。何と、月額一万円を支給するという。これには、さすがに「わかりました、お願いします」という返事をするより仕方がなかった。

その当時の大卒初任給が二万円程度、それを基準に考えれば、田舎の大学生をコロッと変身させるには十分だったのだ。大学四年のとき近所の中学・高校生を八人ほど教えていたアルバイト代が八千円だったので、ただでプラス一万円となれば言うことがない。早逝した父の後、女手一つで大学まで出してくれた母にも、一年ばかり早く恩返しができる。

しかし、このたった一万円で、私の運命が決まりつつあることなど、当時は想像することさえできなかった。

医学と工学の接点を叩き込まれる

じつは、この「一万円」と付け足しのような「一部上場会社」ですべて決まってしまったのだが、日本光電が何を得意としている企業なのかという点についてさえ、何一つ理解していなかった。

当時は、ME（Medical Electronics、医用電子工学）というタームが使われていたものの、そのことがどういう商売と結び付くのか知らなかった。初めて耳にする主製品の「脳波計」という製品名が何に役立つのかもわからなかった。

一九六三年春、事業内容不詳の会社の入社式には、四〇人ちょうどの新入社員が出席した。どうも、筆者以外はすべて難関の入社試験を経てきたらしい。仮免許のまま入れてもらった身からすれば、チョッピリ後ろめたさのような感情がよぎった。しかしながら、「その分は、いつか恩返ししたい」という気持ちもあった。とはいえ、いつ、どういう形で「償還できるのか」という見通しなどまるで立てられるはずはなかった。何一つ、右も左もわからないのだから。

さて、横一線、見ること・聞くこと、すべてが新鮮な情報を画一的な説明という形での新入社員教育が始まった。その中でも荻野社長の訓示は印象的なものだった。「MEとは、医学と工学の接点、人間の臓器はすべて、工学の対象として興味深い。自分の体という身近な存在に目を向ければ、工学にとっても格好のお手本となる。例えば、感度のよいマイクロフォンの設計には、人間の耳がよいサンプルとなる。カメラのサンプルには、目がもってこいだ」。今でいうなら、MEの初歩をわかりやすい例題とともに教えてくれた。これを聞いて、ただビックリ、それまで自分の目や耳を「工学的に見る」ことなど全くなかったからだ。

もう一方で、精神論的な教育にも熱心だった。社長のモットーは、「デキナイ理由バカリ考エナイデ、成シ遂ゲル方法ヲ考エヨ」――なぜかカタカナ表記されていることに違和感を覚えたが、それゆえの説得力をもっていた。

また「人の一・一倍の努力をせよ」というのがあった。どう考えても、同じ人間なのだから二倍、三倍は無理、プラス一〇%の努力が違いを生む……なるほど。

進路への不安がつきまとう

二週間のオリエンテーションが終わり、筆者を含めた五人が「研究部」配属と発表になった。先輩部員を含めて総勢二〇名程度のグループで、研究テーマは主力の脳波計、心電計を除くすべての可能性を含めたものだった。

そのころのテーマの一例として、新米の筆者にまず与えられたのが、超音波を使った「美顔器」という突飛なもの。当時、資生堂との共同研究という名のもとに、タレント・参議院議員の藤原あきさんが来社したことがある。都心から離れた町工場に有名人の来訪とあって、全社中が色めき立ったものだ（図2）。

しかしながら、いざ研究テーマとして本当にまじめな話なのかどうか、いくら新入社員とはいえ、「そんな簡単にみんなが美人に変身する話」などまともに信じられなかった。超音波を皮膚表面に当てて活性化させれば、肌が美しくなる、というごくまじめな理論（？）とはいえ、本気にはなれなかったことも事実。目標値が高過ぎる、理想ばかりが先行して

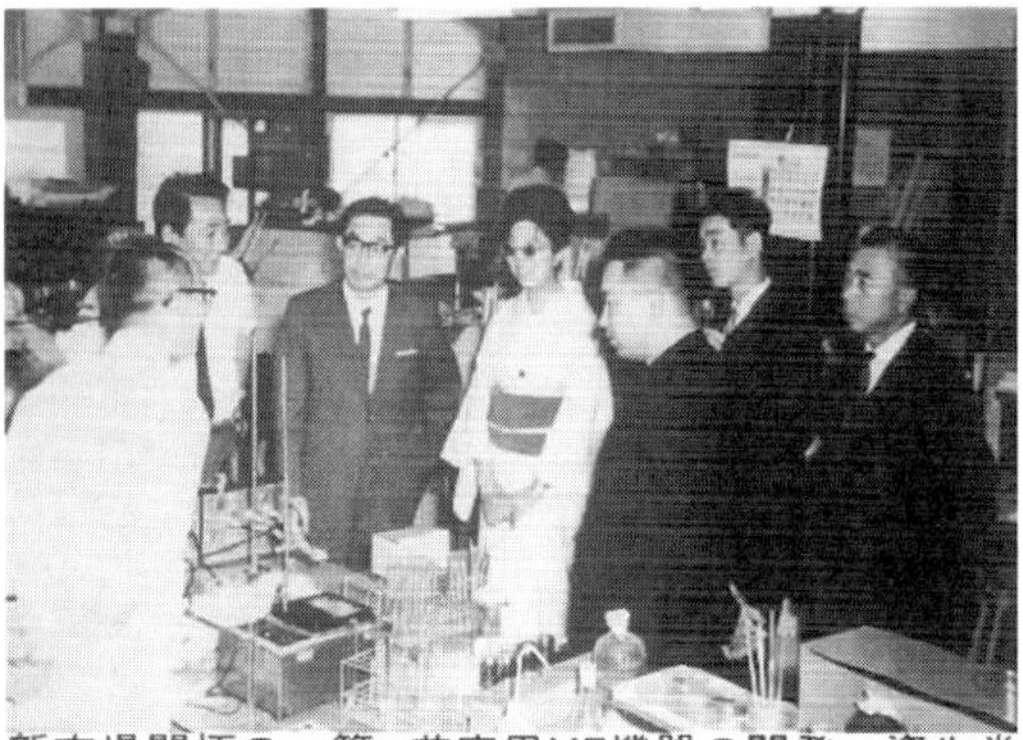

新市場開拓の一策、美容用ME機器の開発。資生堂藤原あき氏（当時参議院議員）と当社研究室で討論（昭和38年9月）

図2　藤原あきさん来社を伝える写真と記事

いるような、実現可能性の低い（という先入観？）テーマが、取り組みへの意欲を削いでいたといえようか。

そういう態度は、すぐに周りに伝わるようで、先輩からはあらぬことから茶々が入った。「お前は新入社員のくせして、掃除もろくにできないのか」と言われる始末。

そうしたやる気のなさでは、機器開発に支障をきたすことは目に見えている。

自分の興味の対象外だった

本来、自分が興味を懐いている事象と、自分の仕事との間につながりは全くなかった。それに、趣味は趣味、仕事は仕事と割り切っていた。

学生時代から興味を持っていたのは、天文・気象とか英語・日本語を中心とした言語学など。そのころ描いていた夢といえば、どこかの天文台にでも就職して、天体観測の仕事にでも着けたら、というような淡い理想像を描いていた。

だが、大学で電気工学を専攻していて、その延長線上にある会社に就職したのだから、その方向に切り替えるべきだと言い聞かせてきた。自分の性格として、「ものごとをまじめに考える」ことについては、他の人に劣らないと思っている。自分を殺してでも他の人を助けたいと思う正義感は、誰にも負けないと……。

その心境を保ち続けていると確信していた矢先、先の先輩の苦言は心に突き刺さるような屈辱に思えた。それゆえに、年月を経てもこのことを忘れたことはない。ただし、今になって思えば、そういう小言を言ってくれる機会・先輩はごくまれなので、「良い薬」になったと感謝している。

それは事実だと理解しても、いくら正義感があろうと、仕事に身が入らないことにはどうにもならなかった。思い詰めて上司に相談したこともあったが、これといった対応策が出てくるはずもなかった。

もんもんとしたまま、入社一年目がむなしく過ぎ去っていった。

3　素人集団から生まれた初号機

テーマを持たない部署への配属

一九六四年四月、定例の組織変更の発表があった。これまでの研究部が機械研究部と電気研究部に分割され、筆者は電気のほうの第四課に配属になった。課長と同期生一人と合わせて、どう数えようとも合計三人にしかならない。

だいたい、四つしかない課の末尾番号を付けられた課となれば、会社の期待度についても、新入社員だってすぐ察知できる。しいていうなら、単に同類の電気技術者を集めただけのグループだったのだ。

通常、会社の組織編成は、業務を中心としてその適合性という観点から決められる。しかし、その時ばかりは基本ルールからはずれていた。

極めつけは、主テーマさえ与えられていなかったことだろう。いうなれば、こういうグループにするから、自分たちで研究テーマを探しなさい、ということだったのかも知れない。課名の四番目の意味は、命名しようがなかったことをも暗示していた。

「それならそれでいい」、しかし、何もしないなら、何も成果が上がらないなら、いつかはお払い箱になる、そんなことは課長以下すべてが百も承知だ。

手術中に困ることを聞いたことから

課長は京都大学出身の優れた電気技術者で、すでに東京大学や慶應大学などの医学部とも密接な関係を築いていた。MEメーカーにとって重要なのはこうした関係であって、病院との連携活動が必須条件であることは確認されていた。

この世の中、何が災いするのか、何が幸いするのか判然としないケースが多々ある。その時の配置変換も、「テーマは自分で考えろ」という典型例であって、決して恵まれた環境にあると受け止めてはいなかった。

むしろ、逆境に置かれた存在の課だったといって差し支えない。こういう状況に置かれたエンジニア連中にしてみれば、ある種の開き直りみたいな心境にもなる。「何も期待されていない状況」と「自分たちで切り開けといわれている状況」は、等価とも考えられるからだ。

最初の数か月、研究開発テーマを探しにいくつかの病院周りをしたことを思い出す。慶應大学病院からの帰途、信濃町の喫茶店でよくコーヒーを飲んで帰った。課長はアルコールが苦手、コーヒーが大好きだったので、喫茶店の情報にはこと欠かなかった。会社でテーマを考えていることもあったが、こうしたトークがブレインストーミングとして有効だったとも思っている。

最も参考になった意見は、当時、東京大学病院の手術部に所属していた清原迪夫先生（麻酔科医師）からいただいたものだ。東京大学にも何回か訪問の機会があり、課長とともに出向いたことを記憶している。その折に言われたのが、手術中に患者を監視する装置がほしいというニーズだった。清原先生は「痛み」の権威でもあり、その権威者自身ががんの痛みと闘ったことで話題となった。

そのころのことを考えると、重大手術の際には、ポリグラフと称するラック形式で大型の装置を移動させて利用していたようだ。ポリグラフとは「多用途生体監視記録装置」という名称がつけられていて、電気生理学の研究用途に開発された装置である。何しろ、一〇〇キロ以上もあることから、ただでさえ狭い手術室に運び込むことすらままならない状況だった。

基本概念を構築することからのスタート

その当時のいくつかの要求事項を挙げてみよう。それらは、推測でしか到達できない部分もあるのだが、四課のプロジェクト（生体情報モニタ開発につながる）に関わった一証人のつもりで記述してみたい。

「ニーズ」としての諸事項は、「困っていること」を裏返してみればよい。現在での回想可能域と推定域が混在することはやむを得ないが、確信していえる事項がいくつかある。

①手術中などの患者の生体情報を「長時間にわたって連続的に観察」できること。

②生体情報としては、「循環系の情報」「呼吸系の情報」「代謝情報」を含むこと。

③患者が危険な状況になった場合、何らかの「警報」を施術者に知らせること。

④機器本体は手軽に搬送でき、小型軽量であること。

こうした基本ニーズに対して、このテーマを課の主題にしようという点に関しては、即刻決定され、すぐに実行に移されることになった。

とはいえ、このニーズをどう具現化するのか、機器開発のステップから学習する必要に迫られていた。

第一に、「モニタリング」という概念さえなかったので、達成するべき「目標値」はもとより、「機器の形状」「その機能」というような基本概念が存在しない。姿や形がないものを作るというのがどれほどの苦労なのか、見当のつけようもない。

何も存在していない状況で、目標だけを示されても、どこから手をつけていいのかさえわからない。

目標設定、その重要性とカベの認識

主任の課長とて、ものを作った経験は浅いようだった。新入二年目の二人がさらに輪をかけて、新米然としているのだから話にならない。

こういう時に役に立つのが、「類似品」の存在だ。いくらバカでかいとはいえ、必要な時には手術室に持ち込まれていた「ポリグラフ」の存在は、おぼろげながらも我々に向かうべき進路を与えてくれた。手っ取り早い話、小型のポリグラフをイメージすればよい、というわけだ。

ただし、いくつか根本的に異なることだけはわかっていた。ポリグラフの持つ、「多用途」

でなく、患者を長時間観察するという「限定的な機能」を主体とする。「研究」でなく「臨床」という目的の違い。それゆえに、測定パラメータも、必要・最小限のものだけに限定する。そんなイメージができ上がっていった。

この中で、測定パラメータの決定に際し、「現状で測定可能」あるいは「可能性のあるもの」に限定されたことが、このプロジェクトの実現性を大きくしたと思う。なぜなら、万が一にも、「測定可能かどうか未知のパラメータ」が含まれていたら、どうなっていたかわからない。つまり、測定パラメータの決定こそが、このプロジェクトの行く末を決定した、ということもできる。

でき上がった基本機能の構成要素を挙げてみよう。

・心電図計測：波形をブラウン管表示
・(一次パラメータとして）心拍数計測：心電図のR波を計数してメータ表示
・(二次パラメータとして)警報機能：心拍数の上限と下限を検知してランプと音で表示
・呼吸数計測：サーミスタを鼻につけて呼吸波形を計測し、その波形の山を計数してメータ表示
・体温計測：サーミスタを体表につけて計測し、メータ表示

表1　ベッドサイドモニタ初号機の基本的な設計イメージ

ニーズ(要望)	測定パラメータ	電極・センサ	表示方法
循環系の状況	心電図 (心拍数) (心拍数上下限)	四肢誘導電極	ブラウン管 (5.5インチ)
		(心電図のR波計数)	メータ1 (補助指針つき)
		(メータの補助指針)	ランプ・スピーカ
呼吸系の状況	呼吸数	サーミスタ（鼻孔）	メータ2
代謝の状況	体温	サーミスタ（体表）	メータ3

わかりやすいように、この基本的な設計イメージを表にしてみた（表1）。

すでに「バイタルサイン」の考え方が入っていた

「現状で測定可能」というのは、シーズ側、すなわち技術者が勝手にイメージした選択だと思って差し支えない。まさにそのとおりであって、機器の構成要素は技術者集団としての我らの力量を優先して作り上げた「基本的な設計イメージ」であることに変わりない。

だが、今なって思うと、この選択が非常に重要な意味を持っていたと感じている。というのは、半世紀前には、「バイタルサイン」という単語さえ存在していなかった。もちろん、医師たちはその概念のようなものを持っていたと思うが……。

バイタルサインは、確か二〇世紀終盤から使われ出したタームで、あえて日本語で表現すれば「生命兆候」と訳せる。それに、現在の医療現場でも、そのまま「バイタルサイン」とか単に「バイタル」と呼ばれることが多い。単純に表現するなら、「心臓が動いているのか、呼吸をしているのか、体温があるのかどうか」という「生きているということの代弁」とでも言えばよいのか。

一九六四年という年代を考慮すれば、少なくともわがグループの中に、その概念は全く存在していなかった。というより、医療についてほとんど知識を持っていなかった。

こうした事情にあって、最初の開発機器の構成要素に心電図、呼吸数、体温の測定を選択したことを考えると、すごいことをしたものだというのが実感である。この時代に、バイタルサイン、つまり、生命兆候の三大基本要素である「循環系のパラメータ」と「呼吸系のパラメータ」、それに「代謝系のパラメータ」を含有していたからだ。それは、現在測定可能なパラメータという範疇の中から、エンジニアリングサイドで勝手に決めてしまったものだと言える。しかし、そういった偶然性があったとしても、また「それしかなかった」という状況だったとしても、「バイタルサインをモニタリングする」というオリジナリティーがここに存在する。このことの偶然性がより強かったのであれば、その場にいた人間にとっては幸運であったというしかない。

「生体情報モニタ」に「バイタルサインモニタ」という呼称を与えたのは筆者自身で、それも二一世紀の初頭になってからのことだ。そのタームの中に、この幸運なオリジナリティーを含んでいることも承知の上での命名だった。

「創始」とは、「開発」とは、を考える

後になって回顧すると、何だそれだけなのか、と言われることがある。しかし、オリジナリティーとは、得てして「非常に単純なこと」が多い。それは、「ゼロから一を生み出すことに過ぎない」ともいえるが、その格差たるや計り知れないものがある。

いくつかの実例を示すことにしよう。

「基本的な設計イメージ」という表現を使ったが、その中で、一番考慮したことは、「小型化」であり、それはとりもなおさず、心電図を表示するブラウン管がどれほど小さくなるかという設問でもあった。いわゆる、設計仕様確定のキーポイントだったのだ。

このことに関しては、「オリジネータ」としての最大の決断項目だったかも知れない。小型化自体にも、いわば技術的な事情があったと記憶する。確か、選定した五・五インチのブラウン管というのが、そのころ市販されていたものの中で、一番小さい部類に属するも

のだった。それに、心電図をモニタリング可能とするには、これより小さければ心電図波形の認識が難しくなってしまう。しかも、この決定こそが機器の全体のサイズを規定してしまったことになる。なぜなら、その他のメータ類のサイズは、ブラウン管のサイズに似合うものを選択すればよいことになり、ブラウン管のサイズ決定が機器としての総合デザインをも決定してしまったことになるからである。

次に、強い意志が入った「オリジナリティー」の実例を示しておこう。

心拍数表示のためのメータについて、「特別注文」を出したことだ。そのころの市販品のメータといえば、もちろんアナログメータであり、指針が弧を描くようにして目盛り上を動くタイプのものだった。当然のことながら、心拍数を〇〜二〇〇回／分として新しい目盛盤を発注したことに加え、補助指針として二本の手動可能なものを追加してもらった。

心拍数を示す指針が左右に振れ、例えば、一五〇回／分を超えたとする。このとき心拍数の上限値として補助指針が一五〇回／分に設定してあれば、アラームランプが点灯し、スピーカから警報音を発するという設計にした。「何だそんなことなのか」と一笑に付されそうだが、これもまた「初の警報装置」としての機能を果たした。

もう一つ、かなりの難問だと感じたテーマが含まれていた。それは、「呼吸数をどう数えるか」という設計方針の検討だった。いくつかの方法論は存在していた。その中から選んだのが、患者の鼻腔に小さなサーミスタをつけることだった。人体の呼吸によって生じる呼気の温度と吸気の温度に差があることを利用して、サーミスタの出力を見ればよい、と予測した。事実、呼吸に伴って、山と谷を行ったり来たりする波が得られる。

後に、これには難題が待ち構えていることがわかった。人の目で見れば、山の数や谷の数を数えれば、いとも簡単に呼吸数が計測できる。だが、実際にカウント回路を設計してみても、すべてがうまくゆくとは限らない。端的に表現すれば、人間の呼吸は安静時には規則正しいが、ときには深呼吸もあり、反対に息を止めていることさえある。こうした状況は、サーミスタ出力にモロに反映される。したがって、理想的には、臨機応変に対応できる電気回路でないといけないのだが、そのころの技術では、この要求とはかけ離れた性能のものしかできなかった。

いくらレベルが低いといえども、この機能を搭載して、初めて「呼吸数を表示した事実」の価値は大きい。そんなことを試みた人さえいなかったのだから。

開発業務の神髄とは

呼吸数を表示した事実——五〇年も経って、「何を開発したのか」と問われれば、そんな答えしか出てこない。

一方、翻って、そのころの環境や状況などを考慮するなら、「よくそこまでやった」と言うこともできる。卑近な例を示してみよう。

現代社会において、スピードメータがついてないクルマなど存在しないだろう。しかし、最初にクルマが世に出たときには、おそらく、スピードメータはついていなかったはずだ。たぶん、クルマの発展の過程で、その必要性を感じた誰かが初期のアナログメータの搭載を決心したのだろう。

なぜクルマにスピードメータが必要なのかを想像すると、人類の誕生以来、自分の足や馬の上でしか経験できないスピード感が唯一のもので、それより早いスピードを人間の感覚だけで捉えることが難しいからだろう。ゆえに、クルマにはスピードメータが必需品となったが、今になると、その有り難さに気づいている人が少ない。

しかし、スピードメータの価値は相当に大きい。これがなければ、運転に不自由を感じる。後から改めて考えると、初めてスピードメータというものを取り入れたこと自体が偉業だったという認識になる。

これと全く同じことが各種パラメータの表示に関して言える。現在の生体情報モニタにも心拍数計、呼吸数計、体温計などが当たり前のように搭載されている。その上、生体情報モニタは必需品となっていて、ＩＴの時代になって姿や形は変わってもその機能は継続されている。

機器開発の真髄は、機器設計だけに重点があるわけでない。むしろ、こういう「設計仕様を作り上げること」が非常に重要なのだ。ともすると、真の開発者の実績が、モノそのものに置かれがちだが、そこに至るアイデアや企画の価値は計り知れない。

ブラウン管とメータを組み合わせて、ベッドサイドモニタを構成するという「設計仕様の設定」が決断された段階で、開発業務の五〇％以上が達成されたといっていい。

設計のスタートから手探り状態

さて、実際の開発は本体部の基本設計や構成部品の選択などから始まった。機器構成・システムとしての骨格のデザインといえばよいだろうか。

当時は、基本となる増幅回路の電子部品が真空管からトランジスタへの移行期を迎えていた。最新式といえば、「オールトランジスタ」というのが商品としての最新イメージにつながる世の中だった。

本テーマもご多聞に漏れず、まずはこの議論から始まった。結局選ばれたのは、真空管とトランジスタのチャンポンという方針。なぜなら、五・五インチのブラウン管を使って心電図を表示することが主機能である以上、その高圧部分には真空管しか使えないという制限があったからだ。断っておかないといけないのだが、そのころのブラウン管表示といえば、「火の玉方式」と揶揄されたもので、表示する心電図も、画面上に光が出た途端に消えてしまうという代物だった。まるで蛍のごとく、心電図が画面上を上下に動きながら飛び跳ねるくらいにしか確認できない。

基本構成としての原案が固まった後、当然のことながら課員の役割分担を決める段になった。筆者に割り当てられたのは、体温のモニタリング部分の設計。設計の優先度・難度などから考えても、一番軽い分担でもある。

課の順位がビリの第四課である上、その中でもテーマ別のビリッケツの役割、というわけだ。トホホ……でも頑張ってみよう、そんな気持ちで引き受けた記憶がある。

強力な援軍が現れた

一番頼りになったのは、機械研究部に所属する機械設計課長であった。電気屋の三人には歯が立たない機械設計部分をすべて引き受けてくれたのだ。中でも優れていたのは、本体部をポールに乗せるようにした斬新的なデザインだ。当時のブラウン管といえば、五・五インチの小型表示部を持っているに過ぎないものであっても、電子を加速するためのチューブが長く、ブラウン管本体は後方へ長く伸びたしっぽのような形状をしていた。したがって、それを包む筐体も長細い形状となる。

心電図をブラウン管面上に表示させることを主機能としていたので、まずはその部分を一番上にし、心拍数、呼吸数、体温を表示するメータを縦に並べた。それら全体をポールで支える格好をしているので、バランスを保つのが一苦労だったようだ。非常に良いアイデアだと感じたのは、ポールを支える架台部分に電源部を収納したこと。なぜなら、当時の電源トランスは大型で、しかも重量が並大抵ではない。運ぶという機能を考えると、その重さはデメリットになるが、架台に収容すれば、本体部との重量バランスを取るのに最適というわけだ。

ものごとは、マイナス面ばかり考えていると良い解決案が出てこないが、それを逆手に取ってプラス面にしてしまう、まさに一石二鳥とはこのことだろう。

体温も簡単には測れない

体温の連続測定というテーマは「一番軽い」はずだったのに、いくつかの課題が待っていた。日常的に測定できているのだから難なく計測・表示できると軽く見ていたのだが、そんな生易しいものではなかった。

取っ掛かりとしては、水銀体温計や高精度の温度計を購入して、サーミスタによる自動連続測定を試みたのがスタートだった。その際、温度環境を安定させるため、お湯をビーカーに入れて体温に相当する三七℃程度に保つ。ところが、この中に三本の高精度温度計を入れてみると、相互間に〇・一～〇・二℃程度の相違が生じている。温度を上げるために熱湯を用意し、ビーカーの水温を変化させてみる。だが、この状態にしてみても状況の変化は見られない。実際、どの温度計が正確なのかさえわからない。

それなら、この三本の示す温度の平均値を標準温度にせざるを得ない、という結論を出した。その平均値にサーミスタの出力を合わせる、という方針を確立したのだ。とはいえ、結構大きなビーカーにお湯を入れておいたのだが、その温度変化は意外に早い。もたもたしていると、すぐに変化してしまう。まるで、イタチごっこのように……。

さらに精度を上げるために、実際の体温計も加えて同じことを繰り返してみた。すると、さらに困ったことが出てきた。体温計は最高温度しか示さないので、これによって校正しようとすると、ただでさえ誤差のある数値とはさらなる差が出てしまうのだ。体温計は、最初の時点の温度が正確というだけで、時間経過が追えないのである。

じつは、「平均値を標準とする」という結論を出すまでに、かなりの時間を要してしまった。しかも、標準となるべき温度の精度自体がふらつくという状況で、設計前の安易な計画が通用しないことを悟った。しかし、他のテーマを抱えている人たちに対しても、自分だけ遅れることなど許されない。まさか、「お手上げです」というわけにもいかない。

結局、長時間にわたる測定精度は、〇・二~〇・三℃くらいの許容誤差を目標にしなければならないということになった。

やや不満足ということを理解しつつ、実際に自分の胸や脇の下にサーミスタを張り付け、体温計との差を検証してみた。すると、さらなる問題が待ち受けていることが判明した。サーミスタによる測定値が、体温計より低い温度を示すことがわかってきたのだ。例えば、体表での測定値と、脇の下での体温計による値との温度差は〇・五℃以上になるのが普通で、ときには一℃以上低いのは当たり前。たぶん、サーミスタを体表につければ熱が逃げてしまうのだろうということは、容易に想像がつく。とはいえ、適当な保温材でカバーしても、それだけで解決のつく問題ではなかった。

結局、脇の下や舌下といった熱の逃げにくいところが通常の「体温計で測る数値」に近いということがわかった。とはいえ、長時間のモニタリングには、胸の上などのほうが使い勝手がいい。測定値が通常の体温計によるものには及ばないが、サーミスタを保温材で覆うことで、とりあえずの解決手段とした。

しかしながら、液体のような「物質」の測定と人体での体温測定には、根本的な違いが生じることをいやというほど味わう結果となった。生体計測の難しさを知る原点になったといえばよいだろうか。

東京オリンピック開幕のころ

ベッドサイドモニタの試作が進行中の一九六四年一〇月一〇日、東京オリンピック開幕の日を迎えた。前日までの秋雨前線による雨がうそのように去り、東京の空は目の覚めるような秋晴れ。

会社としても、世紀の祭典の日を全日休暇にしようという案も検討されたようだ。しかし、出された結論は各職場単位での開会式のテレビ視聴、この日ばかりは、一台ずつのテレビの持ち込みが許可され、開会式挙行中だけは自由時間となった。

この時期に合わせたかの如く、モノクロテレビに代わって、カラー放送が開始されるという、放送界にとっても記念すべき時代を迎えていた。

こんなことをよく覚えているものだが、それには理由がある。ちょうど、一〇月一〇日は筆者の誕生日に当たり、そのことがとくに印象深い日として心に刻まれているからだ。中でも圧巻だったのが、航空自衛隊・アクロバット隊により五彩色の輪が国立競技場の上空に描き出されたことだ。前年の暮れ、初ボーナスで購入したカメラが役立つときが訪れたのだった。本社の屋上に出てカメラのシャッターを切りつつ思ったのは、「誰がこんなアイデアを出したのだろう」ということ。もしも曇っていれば全く失敗という、いわばお天気次第の大ばくちだった。

しかし、起案者の執念がそのリスクを乗り越えたような見事な曲芸を見て、個人的にも恵まれた誕生日になったたな、と思った。

出荷の前日まで徹夜

そのころ、ベッドサイドモニタの基本設計は社内で行なったが、試作機の製作は近所の協力工場に託していた。機械部分の加工やプリント基板の製作など、かなりの部分を委託しなければ、到底、達成できない業務だった。

幸いだったのは、協力工場のスタッフの経験が豊かだったことだろう。ものづくりという点に関して、これまでの経験者でなければわからないことが多い。

技術面での多大な支援を受ける結果になったのはブラウン管周りの電気技術であり、この方面では多くの実績を持っていたことが幸いした。それゆえに、五・五インチという小型ブラウン管上への心電図表示技術確立に関しても、あまり抵抗なく目標達成できた。その大いなる恩恵は、この協力工場から受けていた。

もちろん技術面という限られた援助でなく、仕事の過程における能率化や効率化、グループ作業における協調性や規律性といった実業のノウハウといえばよいだろうか。

作業場となっていた協力工場へは、最終段階まで通い詰める日が続いた。協力工場の家族もサポートしてくれ、社長のお子さんから「このおじちゃんたち何しに来るの」と不思議がられたことも。

一番気になっていたのは、展示会に出展という目標期日が近づいていたことだ。組み立てや配線が終了したところで、試作品一台だけを本社内に移動して、最終調整にかかった。しかし、完全動作までには至らない。

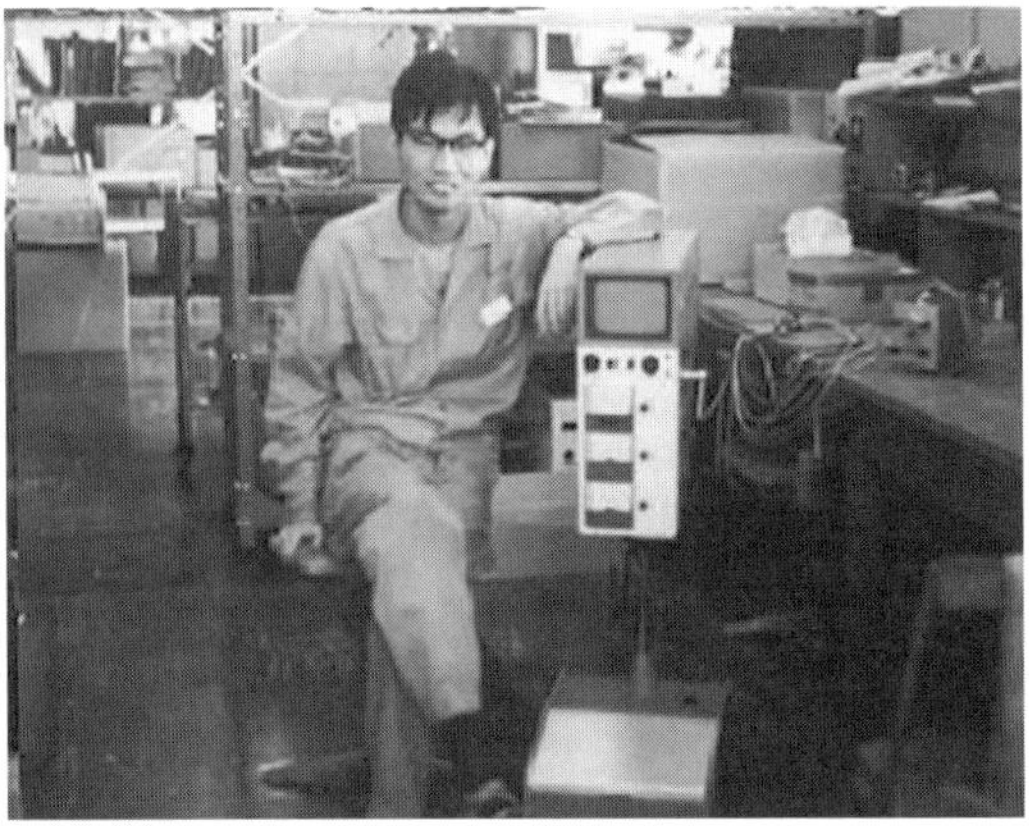

図３　初号機完成の朝

交代で徹夜をしたりやりくりしていたのだが、出展前日は全員での徹夜作業となった。搬入日の朝、何とか形らしいものとなり、ほぼ完動状態までこぎ着けた。

写真は、その徹夜明けの朝方、寝ぼけ眼の筆者がベッドサイドモニタの試作機を抱きかかえるようにしているところ（図３）。というより、眠そうにモニタに寄りかかっているところか。ときは一九六五年、日本光電入社後、三年目の春を迎えていた。生体情報モニタの原型モデルが完成した瞬間である。

4　順調な船出の後に荒海が待つ

次に待ち構える課題とは

ベッドサイドモニタの初売りに際し、MBM―40という型名がつけられた。最初のMは、たぶんMedicalの意だとは思うが、当時のすべての機種に冠されていたものだ。その後のBMがベッドサイドモニタを意味している。またMBM―40は、心電図、心拍数、呼吸数、体温の四つのパラメータをモニタリングできる装置である上、販売価格を四〇万円にしたため、四〇という型名にした経緯がある。

MBM―40の出荷が始まって以来、珍しさも手伝ってか、ほぼ予測どおりの売り上げが達成された。二年間くらいで一〇〇台から一五〇台くらい出荷したと記憶しているが、それは当時の新製品としては合格点だった。

順調に生産され、出荷されていく様子を横目で眺めつつ、我々のグループには新しい研究・開発テーマが与えられた。最初のテーマこそ自分たちで考えたのだが、MBM―40の出荷後は、市場からいくつかの要望が出てきた。

その中でも第一のニーズは、ベッドサイドモニタMBM―40の中には入っていない「血圧」測定を入れてほしいというものだった。この要望も医療側から出されたもので、会社まで訪ねてこられた岡山大学・麻酔科の小坂二度見教授から熱心な説得を受けた。

半世紀前の血圧測定もコロトコフ音を利用した聴診法と呼ばれる方法で、医療スタッフが手動で計測していた。当時の麻酔科医は、術中に何度でも人手で血圧測定を行なう必要に迫られていたため、一定間隔を置いて自動的に測定できないかという要求が強かった。

予測不能な難題を抱えてMBM―50の開発へ

そこで、次の企画となったのは血圧測定機能の追加である。パラメータの数が四つから五つになったので、MBM―50にしようというわけだ。遊び心が入った、おおらかな命名といったらよいのだろうか。設計が始まる前に、型名だけは先行していたのである。

だが、話はそんな単純なものでなかった。四つのパラメータが一つ増えて五つになっただけ、という安易なことではないのだ。そこには「改良」と「新規開発」の違いほどの、根本的に次元の異なる課題が待っていた。

　機器設計を始めるよりはるか以前にすべき話で、測定原理確立のための「初期の基礎研究」からスタートすべき超難関が待ち構えていたのだ。

血圧測定のための黄金律があるという安心感から

「コロトコフ音」、医療の世界では誰でも知っている事象だ。日常的に知られている事実をそのまま言ってみるとこうなる――血圧測定の際、カフ圧を上げた後、そこから徐々に下降させると、血圧に相当する圧力になると、血管壁から発せられる音が聴診器で聴き取れる。その場合、最初にコロトコフ音が聴こえるところが最高血圧で、さらに下げていって聴こえなくなるところの圧が最低血圧とされている――と。

　コロトコフとはロシアの軍医で、一九〇五年にこの事象を発表している。根本的な原理についてはいくつかの説が存在し、科学技術の進んだ今日においても確たる実証が得られているわけではない。しかし、この方法論以外に、非観血による血圧測定法が存在しないといっても過言ではなく、この分野におけるゴールド・スタンダードとなっている。

たぶんというしかないが、要求を突きつけてきたユーザー側にすれば、「ちょっとした工夫」で自動血圧計ができると考えていたのだろう。というのは、自分たちが日常的に測定している「コロトコフ音を基準にした血圧測定」は、それほど難しいものでなく、慣れさえすればとても簡単に計れるようになる。だから、ちょっと気の利く技術屋に相談すれば、短時間に自動化できるだろう、と読んでいた節がある。

ところが、我々技術屋が水銀血圧計を前にして、コロトコフ音という音を聞いてみると、最初はその難度に絶望感を覚える。とてつもなく小さな音で、まるで「遙か遠いお寺から聞こえてくる木魚のような音」に過ぎないからだ。ただし、これがコロトコフ音という勘所を押さえると、誰でも容易に測定できそうだ、という「幻想」を抱いてしまうことになる。

「正直な開発」にも落とし穴が

この血圧測定には、全くオーソドックスで理にかなった開発方針が立てられた。というのは、このコロトコフ音を検知する方式として提案されたのは、自然現象や物理現象を測定する場合に採用される基本的な考え方であり、その意味からすれば非の打ちようのない方法論だと感じていた。

もちろん、新卒に毛の生えた程度の筆者にしてみても、じつに見事な考え方だと感じていたので、その方針に従って、まじめに努力するべきだと思っていた。

基本的な開発方針というのは、血圧測定のゴールド・スタンダードとなっているコロトコフ音をいかに正確に自動検知できるか、という正面突破を試みる方法論のことをいう。

そこで、基礎実験の目標がコロトコフ音をいかに認識するかということに絞られた。つまりは、微弱ではあるが人間の耳でも識別できるコロトコフ音を自動認識するための分析からスタートした。そのために、標準のマイクロフォンを使って、コロトコフ音の収集と周波数分析を始めたのだった。

そのころ、こうした真正面からの方法には、大きな落とし穴が付きものだというリスクは全く意識していなかった。

反省の弁のみが語られるが

一体何をやっていたのかと自問してみても、まず出てくるのは失敗や反省である。いちいち内容を列記してみても何の得にもならないと思ったが、それでも一理の言い分くらいは書いておくべきだろう。たとえ失敗談や言い訳であっても、何らかの参考値や経験値になるかも知れない。

一例を挙げるなら、コロトコフ音の実態をつかむため、研究・実験装置を作り上げるなどということをやった。まずは、コロトコフ音を収録するために、大型のテープレコーダを準備した。自分たちの上腕に巻き付けたカフを使って、その圧を上昇させた後、コロトコフ音の出現を待って録音。こうして得られたコロトコフ音を周波数解析するために、オシロスコープにポラロイドカメラを取り付けることにした。テープレコーダからコロトコフ音が出力される瞬間を狙って、シャッターを切る。うまく映っているかどうか、ポラロイドから取り出したあまり鮮明でない画像をいわば「写真判定」するのだ。競馬用語のようだが、それしか方法がなかったのだ。それに、うまくゆくかどうか、何回かに一回くらい、運良く映っていたことも……。

もう一例、その音の解析に使う周波数フィルタは、自分たちで作り上げた。実験に使える精度の高いものが存在しなかったからだ。これには時間と労力がかかった。しかし、それによってコロトコフ音の解析が可能となった。

しかしながら、本筋の「解析」に入る前に、「解析のための実験装置を仕立て上げる」ようなことばかりやっていたのだから、いっこうに埒があかない。この初期段階の研究もどきだけでも、一年以上を費やした。

基礎理論や仮定が先行し過ぎたかも

第四課の誰もが、こうした過程こそが極めて正当な研究方針に沿っているという確信を持っていた。その結果として、「コロトコフ音のしっぽを捕まえた」という感触をつかみつつあった。その周波数成分として、七〇ヘルツ付近に主波となる帯域が存在するということが明らかになったからである。聴診器から聞こえてくるコロトコフ音は誰のものでも同じように聞こえる。その音の中心周波数が判明したというわけ。

そのノウハウを利用して、マイクロフォンで検知した音が主波を含んでいるかどうかを見ればいい……じつに単純明快な理論ができ上がった。この理論は、多くの裏付けデータをとって、ストックホルムの国際学会でも発表されることになった。しかも、発表結果については各国からも良い反響がよせられたため、我々のグループには自信が湧いてきて、設計にも熱が入る。

本来ならば、MBM－50の設計内容を詳述しなければならない。だが、その複雑さと難度について記述しても、ほとんど意味をなさない。簡単に言ってしまえば、「凝り過ぎ」だったかも知れないからだ。電子技術もメーカーも未熟、というより皆無といったような時代に、よくもそんなことをやったとは思う。今では自嘲したいくらいだし、その当時信じていた七〇ヘルツという主波が、実際に音として聞こえるのかどうかも疑問だ。

しばらくして、自分たちはこんなに努力をしているのにもかかわらず、「ちょっと待て」と周りが騒いでいることがわかってきた。学会でいくら良い反響が出ようとも、試作器の評価はもう一つというところだった。

悪い噂も立ち始めていた。上市にまでこぎ着けたＭＢＭ―50は全く機能してないという臨床現場の声。一体、何が起こっているのか。

最悪の事態というべきなのか。いくら努力をしたからといって、また、いくら精巧な機器を作り上げたからといって、それが満足に機能しなければ、寸分の価値さえないからだ。

健康人は計れても、病人は計れない？

一番困ったのは、社内で測定しているときにはそこそこの結果が出ているのに、病院での測定では測定不能や測定値がおかしいというようなクレームが続出したこと。

クレームの内容の多くが、「測定できないことがある」というものだった。そんな矢先、東京営業所の担当者からとんでもない報告が来た。何と、最低血圧より最高血圧が低く出ることがある、という問題点の指摘。

そういうことが起こりうることは、出荷前からうすうす感じていた。こういうと、何と失敬な、というお叱りを受けそうだが、それも覚悟の上といったほうが適当だ。

というのは、じつはコロトコフ音検出回路が並のものでないことが、設計中からわかっていたからだ。「コロトコフ音の持つ周波数の中心が七〇ヘルツ付近にある」程度の知見だけでは、この捉えどころのない微小信号を捉えること自体無理がある、と認識できてはいたのだ。

一つだけ、言い訳をさせてもらえるなら、人間の聴力には、コロトコフ音を聴こうとするときにはその出現も予測するという能力もある。それに代わって機械でコロトコフ音を検出しようという解決法は超難題なのである。まして、病人でかつ肥満者のコロトコフ音となれば、ほとんど聞き取れないケースも存在している。

健康人なら測定できても肝心の病人が計れない、という皮肉な事態が起こるのは、必ずしも想定外というわけではなかった。

人間が計れるなら機械でも計れるという過信

血圧計の自動化を熱心に進めてくれた小坂教授などの期待は、機械を使えば、人間の能力を超えられるだろうという考え方の上にあった。

そうした課題を知りつつ、出荷されてゆくMBM－50のクレームは、日に日に増すばかり。技術的説明は正当でも、「健康人なら測れます」などという理不尽な言い訳がとおるはずがない。高額機器を購入した施設側からすれば、「医師では測定が難しいケースでも優秀な機械なら測定可能なのでは」という期待がある。しかし、その期待に応えられる状況からはかけ離れていた。

対策として手が打たれたのは、納入されている全国の拠点病院を、担当技術陣で総点検しようという話が持ち上がった。早速三つくらいのチームに分かれて、全国行脚が始まる。

筆者に割り当てられたのは、機構部分を担当している技術者とペアで、中国・九州地区を回ることだった。全行程は約二週間程度だったと思うが、当時、新幹線も大阪までしかなく、高速道路はゼロ、行くだけでも時間の浪費に見えた。だが、抜本的な対策ができたわけでなく、「点検」と称する「謝罪」の出張旅行だった。

5　新しい市場が求めてきた新しい製品

ＩＣＵという施設の誕生

ＭＢＭ―50の開発が始まった当時、当然のことながら、スタンドアローンとして企画され、その方向線上で生産・販売されていた。ところが、使う側の環境変化が起こりつつあり、それが生体情報モニタの開発計画にも影響を及ぼす結果となった。

一九六七年、東北大学附属病院に日本で最初のＩＣＵが設置されることになった。当時の麻酔科教授・岩月賢一先生は、初めての開設にあたって苦労したことを何度も語ってくれた。それによると、ＩＣＵの実名 Intensive Care Unit は英語であるため、文部省（現文部科学省）の許可が下りずに、日本名をつけるように指示されたという。

岩月先生の回顧録にあるが、当時、旺文社の大学受験講座に「夏季集中錬成講座」というのがあり、それがヒントとなり「集中治療室」という新語を思いついたとのこと。そのころの同じような施設として、順天堂大学のほうが先に開設していたようだが、名称は「回復室」を使っていたという記録も残っている。

じつは、このＩＣＵの計画の中に、重症患者をモニタリングする機器が必要だということになり、日本光電に注文が入ったのだ。

モニタ製品といえば、ＭＢＭ―40やＭＢＭ―50があるだけの状況で、これらを基礎に「特別注文」に対応するチームが作られた。

ＭＢＭ―50の対応さえままならない中で、筆者はこちらのチームにも所属して、その注文に対応しなければならない状況になった。割り当てられたのは、因縁の「血圧計」の部分だった。

セントラルモニタの始まり

ＭＢＭシリーズの主目的は手術室での使用にあったが、ＩＣＵという集中治療室での利用となると、基本的に新しい概念が必要となった。

それは、ＩＣＵそのものの基本思想に直結するものなのだが、それまでの一般病室での医療・看護と違って、四六時中スタッフが付ききりという状態となる。また、多人数の患者を複数のスタッフが重複して管理するグループ医療が基本になるため、病室以外にナースステーションと呼ばれる特別な部屋が併設されることになる。

そこで必要とされたのがセントラルモニタと呼ばれる多人数を同時監視できる集中監視用モニタだった。

東北大学での最初のＩＣＵは、八人の重症患者を同時に収容できるよう設計されたため、モニタも個別用のベッドサイドモニタ八台と八人同時監視用のセントラルモニタから構成されることになった。

今ならシステム製品ということになるが、当時としては新しい考え方の装置として位置づけられることになった。と同時に、生体情報モニタにとって新しい市場が開けた時期の到来を告げるものだった。

泥縄式の試作品を納入した

ＩＣＵ用のセントラルモニタは、確か受注から納入までの期日が限られていて、四、五か月くらいしか余裕がなかったと思う。はっきり言うと、「全くの試作品」を期日厳守で納めなさいという、かなり無茶な要求だったように思う。

国家プロジェクトという政策上、ICUの開設が一九六八年一月と決まっていたので、機器納入と据え付け完了は前年の十一月末厳守という厳しい注文。

生体情報モニタの分野では、マーケティングリーダだった日本光電以外に頼りにできるメーカーが存在しなかったという状況。頼りにされるのは光栄だとしても、実作業を行なう技術陣としてはパニック状態である。

ベッドサイドモニタは棚に収容されることが決まったことから、初めての据え置き型モニタとなった。ただし、筆者の担当部分、つまり血圧計の部分は、標準品としてのMBM―50をアレンジするだけのものだった。いうなれば、本来ベッドサイドで使用している装置にセントラルモニタへの外部出力を付加するだけ、という程度。その意味からすれば、新規開発部分のない、改良設計程度のテーマだった。

ただし、ナースステーションに設置予定のセントラルモニタは、八人の患者の心電図や各種パラメータが同時表示できる大型ブラウン管と大型のメータがずらり。壮観だったのは、すべての患者データが四六時中記録できる大型記録装置が八台並んでいたことだ。当時、打点記録式と呼んでいた装置で、気象用データなどの記録に利用されていたものを、急遽流用することにしたのだ。

だが、総合的に見れば、基礎技術としても未熟な状態な上、新規な装置の組み合わせという未知なる分野もあって、この「泥縄式」プロジェクトの錯綜は目に余るものがあった。

泊まり込みの据え付け工事

十一月中旬、東北大学病院内に新設されたＩＣＵには試作機が運び込まれ、据え付け工事が始まった。

東京から駆け付けた担当者は本社で設計・製作に当たったった六名ほどだったが、すべて現地で動作確認までの任に就くことになった。たぶん、設置にも一〇日程度を要するだろうと予測して、泊まり込みでの作業しか方法がなかった。おそらく仙台市内に旅館が見つけられたと思うのだが、宿泊地はなぜか遠距離にある作並温泉郷が選ばれた。名だたる岩松旅館は温泉郷の中でも由緒ある老舗温泉で、当時でもすでに一五〇年程度の歴史を持っていた。毎夕、仙台から営業車二台に分乗して宿舎に戻った、懐かしい場所となった。

初日の夕方、東北大学まで見送りに来た仙台営業所長が車に乗り込む我々に向かって、こんなセリフを吐いた——「あの温泉に入ると出られなくなるよ」と。当初、それが何を意味するのかわからなかったが、車中で「何だろう」ということになった。ある同僚が、岩松旅館の大浴場は混浴らしいという噂話を始めた。「なんだ、そんなことなのか」とプッと吹き出した記憶がある。

単純なのに厄介な作業

温泉宿からの通勤が始まった。

普段の仕事環境とは全く違う雰囲気だが、作業者全員が同僚ということもあって和気あいあいとした雰囲気での設置作業の進行だ。しかし、こういった作業自体も初体験であり、しかも慣れない現場作業とあって、まずは手順の確認から。

一番面倒な作業は、八人分のデータをすべてナースステーションへ伝達するためのケーブルの設置にあった。実際に使われたのは、四〇芯もあるケーブルだ。しかも、八人分のデータなので、各ベッドサイドからナースステーションまで八本のケーブルすべての両端に大型のコネクタを取り付けなければならない。アナログ信号の時代なので、全部一本一本が手作業で入念に仕上げられてゆく。とはいえ、半田ゴテによる手作業なので面倒極まりない。

四〇本がすべて異なった色を持っていて、半分以上のリード線が二色の組み合わせによって識別されていた。配線だけでなく、動作チェックはさらに面倒なのだ。しかし、事前にチェック用の治具（ジグ）を作成していったので、この作業は比較的順調に完了した。こんな治具さえ自作しなければならなかった時代だった。

現場での設計変更も

配線も終わり、最終チェックの段階になったとき、トンデモない事態になった。ベッドサイドモニタとセントラルモニタでの表示値が大きく異なっているのだ。ベッドサイドで最高血圧値が一三〇を示しても、セントラルモニタでは三〇にも満たない。これはいったいどうしたことなのか。

原因はすぐにわかった。ベッドサイド側の出力インピーダンスとセントラルモニタ側の入力インピーダンスが合わない、いわゆるインピーダンスマッチングが取れていないことが原因。そういえば、出荷直前まで大慌てで製作したことと、別の部署でそれぞれ個々の機器を作り上げたため、肝心の接続試験も未了のまま出荷してしまったのである。

さて、どうするか。どちらかにインピーダンスマッチング用のバッファー回路を組み込む必要がある。ところで、どちら側に？　じゃんけんで決めるわけにもいかないし、自分のほうへ組み込むのは面倒なので、どちらの部署もしり込み状態。

しかし、全く都合のいいことがわかった。ベッドサイド側つまり筆者の担当機器側は、組み込むスペースが全くなかったが、ナースステーション側は大型機器ゆえ、基板にもトランジスタ一本で済むバッファー回路を組み込むスペースが十分にあった。

話は決まった。早速、プリント基板を取り出して八人分すべての回路を組み込む作業となった。電動ドリルでプリント版に部品の穴をあけ、あとは手配線による半田接続。担当ドクターには内緒で、秘密の再設計、追加配線作業となった。

ドクターには心配をかけたくないし、そんな真相を暴露するわけにもいかない。おおよそ一日を費やして、修復作業が終了した。ヤレヤレ……。

歴史的なＩＣＵ開設の一か月ほど前、約束ぎりぎりでの引き渡しになった。

生体情報モニタの最適用事例に

日本集中治療医学会が掲げるＩＣＵの定義には、「内科系、外科系を問わず呼吸、循環、

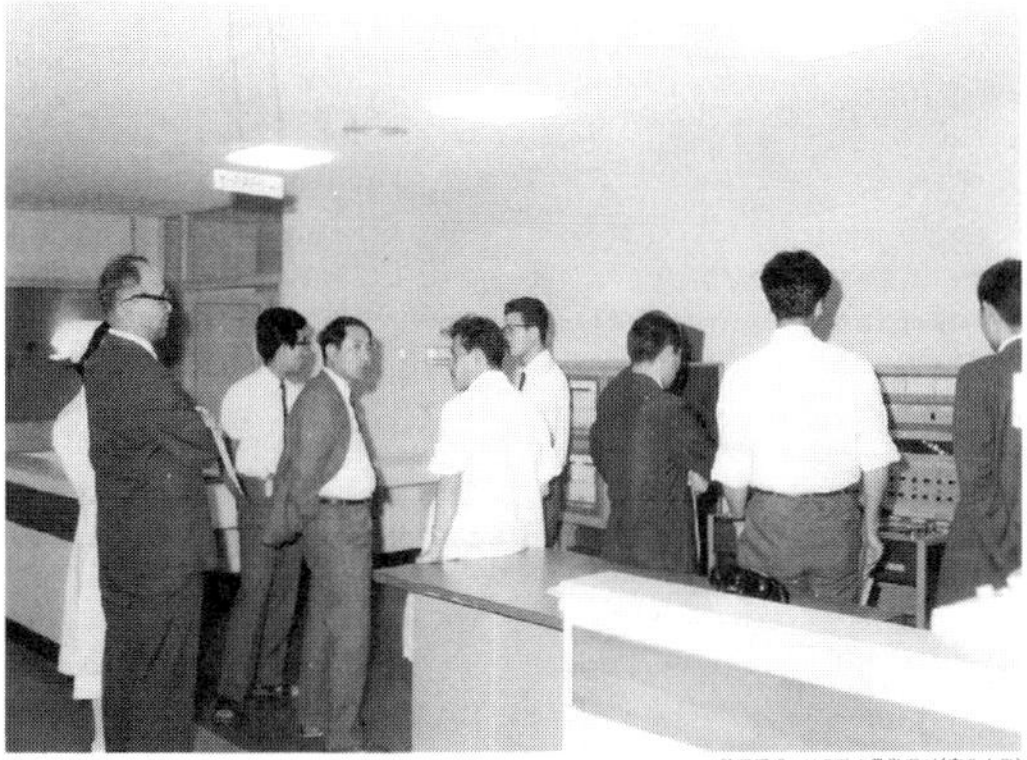

設置現場には多数の見学者が（東北大学）

図４　東北大学病院 ICU に設置された ICU 用モニタ試作機

代謝その他の重篤な急性機能不全の患者を収容し強力かつ集中的に治療看護を行なうことにより、その効果を期待する部門である」とある。

ＩＣＵは、一九五三年にコペンハーゲン大学・麻酔科のイプセン教授により創始された治療・管理体制である。アメリカよりヨーロッパでの事例が先になったことでも知られ、日本での導入の必要性が叫ばれ始めていたものだった。

岩月教授らの新体制導入の実績は、その後のわが国の展開を見れば、じつに意義があるものだったといえる。

当然というのが適当だと思われるが、イプセン教授の考えた治療・管理体制の中には、患者のモニタリング機能の必要性が入っていた。それは、システムとしての新しい医療概念とともに、四六時中、重症・急性期の患者の生体情報を観察し続け、必要に応じて警報を発するという「生体情報モニタ」の基本概念を形成するものとなった。

簡易な表現をするなら、ＩＣＵという新しい医療システムが、「生体情報モニタ」の活躍の場を提供してくれた、と言える。

単に、「創始」といってしまえばそれまでだが、ゼロから一にするアイデアや努力には、他人の知らない苦労がある。

筆者自身、そうした歴史的な開設のための一助として、その場に立ち会う機会を与えていただいたことを幸運と感じている（図４）。

6　逆境と我慢の時

こんなことがあっていいのか

ＩＣＵが開設された一九六八年一月、個人的には大事件が起きた。休日にあったサッカーの試合にフル出場した翌朝、右胸にピリッとするような痛みを覚えた。大した接触プレーがあったわけではないのに……。

その翌日になっても、痛みは増すばかり。一人で下宿にいてもどうにもならないので、群馬の自宅に帰郷し、様子を見ることにした。だが、痛みはさらに酷くなるばかりなので、近所の太田病院で診察してもらった。

「胸膜炎だよ、会社はしばらく休みだ」と、中年の担当医師はぶっきらぼうなことばを投げてきた。あわてて、「どのくらいですか」と聞くと、「半年ないし一年」と別に大したことでもないようなもの言い。この応対にショックを受け、二の句が出なかった。というより、突然、奈落の底に落とされたような気分になった。

入社後五年、大好きなサッカーに興じ、社内・社外を問わず、運動会の短距離競争ではいつもトップ。病気で会社を休んだことなど、一度もない。それなのに、「なぜなんだ？！」。急遽入院が決まった夜、ショックで一睡もできなかった。

遠くからの見舞客に助けられる

本当のことをいうと、仕事のことより、何を置いても第一義的に興味を持っているサッカーができなくなるかも知れない、ということが不安だった。そのことを医師に尋ねることさえ、怖くてできなかった。もし質問して、「一生ダメ」という宣告でも受けてしまったら、それこそ絶望なのだ。

しかし、一週間も入院していると、「もう、どうにでもなれ」と開き直る気分が出てきた。黙って静かにしていれば治る病気、いわば「贅沢病」の部類に属することを感じ始めていたからだ。

うれしかったのは、毎週日曜日になると、東京から会社の友人たちが駆けつけてきてくれたことだろうか。一様に、「驚いた」「サッカー好きの久保田がなぜ」という疑問を投げかけてきた。どう見ても、「病人」という顔をしていなかったらしい。

あまりにも見舞客が多いので、六人部屋の同室患者がビックリしたほどだ。「東京からよく来てくれるネ、でも男ばかりじゃないか。ガールフレンドはいないのかネ」といらぬ心配をしてくれるほど。

数週間ほどたったころ、それらしき友人がちらほらと混じるようになってきた。「やっぱり、いるじゃねーか」。一人の老患者が、「オレのカンが当たった」といわんばかりに呟いたのが印象的だった。

ともあれ、絶望の淵にいるようなとき、何回となく足を運んでくれた旧友たちがどんなに助けになったか、ことばには表せない。

不在時に進むＩＣＵシリーズ

もちろん、仕事のことも気になった。これまで、責任ある立場にはいなかったとはいえ、新しく始まっていた「本格的なＩＣＵ用モニタ」設計の担当部分は、どなたが引き受けてくれるのだろうか。

ともかく、考えてもどうにもならない。半年か一年かわからないけれど、必ず復帰の時が来る。もしかして、職場に席がなくなっているかも……。しかし、それが運命なら致し方ないではないか。

努めて前向きにと、考えるようになった。この際、学生時代によく理解できていなかった古い教科書や、最近買ったばかりの技術書など、病院に持ってきてもらって、有り余る時間を有効活用した。『ベクトルとテンソル』、『電気磁気学』、ともに恩師・畦上先生の著書だ。

せめて、この余裕を与えられたと思うことに意義を見出そうとしていた。

不遇の時、始まる

一九六八年、会社復帰が許された八月末、すでに秋の気配が漂い始めていた。努めてもとのままを強調してくれている職場に、そのままの席が残されていた。会社側の取り計らい、心遣いに、少しばかりの安堵感を覚えたことも事実。

だが、待っていたのは予測どおりの処遇だった。しばらくは、「あまり無理をしないで」というのが、その説明の主流となっていた。その裏の意味が何を物語っているかは、痛いほどよくわかる。「仕事をしなくていい」といわれたのと等価である。しかし、その指示どおりに行動するより仕方ない。

指示されたのは、新入社員とともに割り当てられた、プリント基板設計というあまり頭を使わなくていい、いわば「力仕事」の部類。「力」の文字とは裏腹に筋力を使うわけでない、単純な誰でもできる設計作業という意味だ。

始める前には、「エーッ」と思ったが、その単純作業が結構面白い。というか、自分でそういう方向に持っていったのだと思う。面白いと思ったほうが、仕事もはかどるからだ。「こんなことをなぜ」と考えている暇があったら、一つ一つの部品をどう配置してゆくか、どうしたら効率的に導線部分が少なくて済むか、ということを考えているほうが面白いに決まっている。

誰がどう見たって不遇なのだから、それ以上に不遇だと見せつける必要はない。むしろ「不遇」をプラスに持って行く手段を考えたほうがはるかに効率的だ、自分にそう言い聞かせていた。

「ゼロからのスタート」という考え方

次に命じられたのが、開発を終了した製品を生産部に移すための移管業務。他人の開発した製品を、誰でもが生産できるようにするための手順書や部品購入のための部品表の作成、といったサブの仕事だ。華やかにも見える研究・開発業務とは違い、いわば裏方の仕事。新規性や創造性からはほど遠い仕事だ。

こうした、下積みといわれる時期にしか経験できない仕事を、本来なら開発の中心なっているべき時期に担当させられたわけだ。こうした状況が復帰後、一、二年続いた。

普通はここで挫折してしまう例が多いようだが、筆者はすでに覚悟の上の仕事として処理していた。何でもやってやる、そんな気分だった。

この経験から学んだことがある。「ゼロからの出発」と考えればよいということ。自分なりの哲学だ。大げさに哲学と表現したが、これが事実なので、これ以上でも以下でもない。こういう経験をさせられると、「もうこれより悪いことはないだろう」という気になる。これ以上悪くならないのなら、今をゼロと考えればいいではないか。これ以下になるという不安を持つ必要はないのだから。万が一、これより事態が悪化したら、そこを新しいゼロにすればよい。

「ゼロからのスタート」は、不思議に不安を解消するトランキライザのような効能があることを見出した。

引き続き血圧が頭痛のタネ

東北大学のＩＣＵに納入したモニタをベースにして、ＩＣＵ－１０００／２０００シリーズの商品化が始まっていた。かなりの大規模なプロジェクトにもかかわらず、筆者の役割は下働きだったので、ＩＣＵシリーズへの寄与率を問われたら、非常に低いものだったと言わざるを得ない。

そのシリーズにも、ＭＢＭ－50以来の血圧測定機能が含まれていたが、その部分の主担当からも外れていた状態。とはいえ、ＩＣＵシリーズの一連の流れには、いつも「関与」していたような気がしている。それが下働きであろうとも……。

そんな関係から、「血圧計」部分については、どうも自分にも責任があるように感じていた。シリーズ名こそＭＢＭからＩＣＵになっても、自動血圧測定部分に関しては、特段の改良が加えられたわけでない。したがって、ＩＣＵへと型式名が代わっても、基本原理・

測定方式についてはほぼ同一の製品であり、問題点を引きずったままの状況が続いていた。

フィリピンでの異常な体験

「逆境」の話が出たついでに、忘れられない事件に触れておく。

ＩＣＵ－２０００が全く動かないということで、フィリピンから現地修理を依頼されたときのこと。初めて訪れたフィリピンは、十一月だというのに、熱風が吹いていた。マニラの中心部にあるフィリピン総合病院のＩＣＵは、その名にほど遠く、清潔域・不潔域の区別さえない。外からドアを隔ててすぐに病室に入れる構造に、本当にＩＣＵなのか疑いたくなる。病室には、ＩＣＵ－２０００シリーズが並べられていた。

動かないという機器を見た途端、非常に驚いたことがあった。たぶん、工場から出荷後に日本の政府機関で添付されたと思われる大きなプレートに、「REPARATION GOODS OF JAPAN」、つまり「日本国（戦争）賠償品」を意味する大きな赤い文字が飛び込んできたからだ。日本出発まで、このことは完全に機密事項だったようで、ＩＣＵへ入室して初めてことの重大さを認識した次第。得体の知れない異国での緊張感が一気に増幅された感じ。これは大変なことになったという責任感も重なり、早く完璧な修理をしなければと思った。

事前報告から、動かない代表格が血圧部分であることはわかっていた。そこで、大まかな故障状況をつかむため、一台目の電源を入れてみたが、加圧機構さえ動かない。すぐに筐体を開けてみることにした。

何ということだ、加圧の目的で張り巡らされているゴム管がズタズタ。一体何で、と首をかしげたが原因不明。ところがどうだ、二台目も同じ状況だったのだが、中から出てきたのは小型鼠の死骸。これには驚愕して、開いた口が塞がらない。

「アッ」と言ったまま、何もできないで立ち尽くすしかなかった。ところが、修理を手伝うことになったフィリピン代理店のエンジニアは、素手でつまみ出してくれて、たいして驚いている様子もない。もしかしたら、こういう事態に慣れっこになっているのかも。

装置はＩＣＵ以外に、一般病棟にも納入されていて、合計台数は二〇台を超える。故障の原因はわかったが、これをすべて完璧な状態に直す手段は見つかるのか。夕刻、ホテルに帰ったとき、ことの重大さをかみしめて、一人途方に暮れた。

なぜ外国まで謝りに行かないといけないのか

マニラ到着と同時に異様なまでの緊張感に包まれた空気を感じ取っていた。しかも、その実態を知ったとき、この状況をどう打破するかを考えあぐねる事態だと悟った。

状況把握が終わった後、ICU主任教授にあいさつに行くことになった。「故障の主因はわかったが、ゴムチューブの配管をすべて交換しなければならない」と説明した。

だが、教授の要求はもっと厳しいものであることがわかった。だいたい、納入されてから今まで、まともに血圧が測れたためしがない。「修理が終わったら、患者三人の血圧を三昼夜連続測定して記録し、そのデータを見せてほしい」、という要求が出た。「そのデータが満足でない限り、あなたは日本へ帰ってはいけない」とまで言う。

そうは言われても、配管関係を直すだけで一週間余りを要した。それから電気配線などのチェックに入った。しかし、これまでほとんど動いてなかった機器が、さらに熱帯地方の暑さでやられ、動作不良の箇所が次つぎに出てくる。

毎晩、深夜になるまで修理作業を連続した後、ホテルに帰ってむさぼるように寝るだけの生活が続いた。当初、一週間程度で終了すると見込んでいた出張は、ついにビザ期限が切れる第三週へ。持っていた所持金はほとんど使い果たしてしまい、最低限のお金を代理店から借り、汚い安宿に引っ越した。しかし、すべての修理が完了し、ようやくデータが取り始められる状態になったころ、もはやビザの切れる前々日。やむなく、もう一度出直すといって、一部の記録データを残して帰国した。

結局、教授の満足がいくようなデータを取るため、引き続いてもう一人の担当者の追加出張を余儀なくされたのだ。

もちろん、こういう状況を作り出した責任は会社にもあるが、試作品程度の域を脱していない製品を賠償品に選んだ責任者もいるはずだ。それが、「日本の誇る最新医療機器」という触れ込みにつながり、賠償品としての役目を果たせる、と踏んだ判断ミスが重なっていた。

7　消去法によって託された重責

会社の「問題児」をつぶせ

初期のシステム製品ICU—1000／2000シリーズは、生産部での「通常製品」として生産されるようになっていた。

問題は、「通常」という文言を少し訂正しなければならないところにある。「通常製品」とは、生産部での流れ作業による製品を意味しているが、このシリーズばかりは「特別扱い」だった。

というのは、製品製造の工程として、組み立て・配線、調整、検査という正規ルートがあるにもかかわらず、この製品だけは、設計を担当していた技術部が独自で検査をして出荷していた。理由は、至極簡単だった。検査課が、「あんな難しい機械は、うちでは検査不能」というレッテルを貼ってしまい、やむなく技術担当が「自分で作った製品チェックを自分で行なう」という、品質管理の原理原則からほど遠い状態が続いていた。検査課の身になれば、悪名高い血圧計を含むシステムなど、「自分の責任で検査できるはずがない」と感じていた節がある。

ＩＣＵ用モニタリング装置が、会社の「問題児」であった象徴的な事例だ。

まともな製品への対応策を

一九七三年四月、「モニタを何とかしてほしい」という強い要請が筆者のところに来たのは、当時の開発部・大内清吾部長からだった。

そのころの日本光電全体でいえば、五本の柱というのが主力製品で、脳波計、心電計、ポリグラフ、生理学機器と並んでモニタが挙げられるようになっていた。しかし、その比率は低く、年間三億円程度の売り上げが精いっぱい。人をかけている分、割に合わない製品であったことも事実。

なぜ私のところへ、急にその要請がきたか定かでないが、察するところ、モニタに最初から関わっていた人間は筆者一人、ということだったらしい。だから、適任というより、消去法によって決定された人事異動だったとも受け止められる。

同時に「三足のわらじ」が履けるのか

与えられたのは、ＩＣＵ課課長代理、ＰＣＵ課課長代理の兼務。ＰＣＵとは、「Perinatal Care Unit」のことで、「周産期管理病棟」を意味している。ＩＣＵと並んでいたので、筆者が命名した。前職が開発部・新生児産科グループの一チーフだったので、そこで担当していた「胎児監視装置」の生産移行業務もそのまま続行というわけだ。

じつは、ＩＣＵ課に与えられたのは１０００と２０００シリーズの生産の安定化が一つと、次期新シリーズの開発というもう一つの使命があった。

筆者にしてみれば、これまで履いていた一足のわらじを、一挙に三足履いてみろという前代未聞の難題が与えられたようなものだ。

これまで記してきたとおり、経歴からしても、下積み生活が唯一の経験談になるくらいのまるで「実績」とはほど遠い存在。そんな経験しかない者に、三つも重責を与えてしまっていいものなのか。会社としても、大ばくちではないのか。

だが、大内部長のことばには、説得力があった。「君しかない」という実際上からしても最も正当な理由もあり、思い切って引き受けることにした。確かに、ＭＢＭから継続して生体情報モニタの仕事をしている人材は、筆者しか残っていなかった。

大変なことになったな、という反面、それならやってやろうという気になってきた。ピンチはチャンスと置き換えられる。だが、一か八か。

「抜擢」でなく「敗戦処理」なのに

こういう場面にぶち当たると、人間はいろいろと考えを巡らすものだ。

モニタに最初から関わっていた人間は筆者しか残っていない、とはいうものの、何か会社をして決断させるものもあったのではないのか。

その前の一年間、開発部で胎児監視装置の開発を行なっていた。日本光電の胎児監視装置は他社に劣ると言われ続けていたので、新製品を早く作り上げるべきという使命感があった。実際、機能モデルの試作に三か月、そこから製品モデルの完成までに三か月というかなり無茶な計画を立ててほぼ達成した。

この間、折しも妊娠中の妻に頼んで、おなかの中にいた長男の心音を取ることさえした。共同研究先の慶応大学病院でのデータ収集だけでは、間に合わなかったためだ。この「ジェンナー並み」と表されたエピソードは、開発部内だけでなく、全社の話題にもなった。

ところが、そんな努力をしていると知ってか知らずでか、会社の中には別の考えを持つ社員もいる。「社内で開発できないなら、イギリスの製品を輸入しよう」という動きがあった。開発担当者としては、冗談じゃない、という対抗精神に火がつけられたというのが事実。輸入担当者をあざ笑うかのごとく、自社製品を完成させたのだった。

ＩＣＵの対処策を任されることになったのは、他に誰もいないことが真正面からの理由であり、いわば敗戦処理をしろというのに等しい。

しかし、指名された本人にしてみれば、最低限の抜擢的要素もほしいと感じた。たとえ、それがすべての理由の百分の一だとしても。

万が一というと、さらにその百分の一ということになるが、強引に「もう一つの理由」を探すとすれば、短期間で一つの製品を完成させたことが実績としてカウントされたのではないのか。

自己満足かも知れないが、自分の心の片隅では、百分の一程度の「実績要素」があると確信していた。敗戦処理と思っていても、勝ちにつながることもあるのだから。

力の分散をしなければ

無理にそう言い聞かせながら考えたことは、失敗してもともと、全部が成功することなど考えないほうがよいということが一つ。もう一つは、三つともすべてに全精力を費やすことなどできないので、力の分散を考えよう、という方策だった。

「絶対に不可能などということはありえない。何らかの手立てを考えなくては」という自分なりの理屈を作り上げようとしていたのだ。

力の分散のための基本として、会社での装置の売り上げ比率を考慮した。そのころのICUの売り上げは、下から数えたほうが早い程度でしかない。それでも、胎児監視装置が軌道に乗っても数千万がせいぜいなのだ。ならば、三億を四億にするほうがはるかに効率的だ。

自分の力の分散はこの比率にするべきという考え方で、その結論はすぐに出た。そこで、一つのPCU課に一つの係と係長を設置し、ほとんどの業務を係長に依存する決断をした。その際、このグループの発展について、新係長はICU課と肩を並べるような事業になったといって喜んでくれた。

もう一つの分散は、ＩＣＵのほうだ。ＩＣＵ−１０００／２０００シリーズの安定化生産という業務と新シリーズの開発という両方を狙わなければならない。そのような離れ業が可能なのかどうか。自分の体は半分に割ることができないので、時間分割しかない、というのが結論だった。

まずは、前者と後者の比率を九〇対一〇程度にしてスタート、徐々に後者の比率を上げて、一年後を目途に比率を逆転させる……そんな計算をした。

設計担当者付きの移管

第一のテーマとして、ＩＣＵ−１０００／２０００の生産の安定化が最重要課題だと認識し、どうすればそれが実現できるのかという具体的方策を考えることにした。

いくつかの具体策を提案し、実行に移すことにした。その中の一つが、まずは自分の課内で抱えている製品検査の業務を生産部・検査課に移管すること。検査課長と協議を始めたものの、のっけから、その気のない担当課長にどう接近するのかさえ、難題だった。本来なら、異部門間の調整なので、部門長同士での話し合いから始めるべきというのが原則だとはわかっていた。だが、その待ち時間さえ惜しい。

少しばかり、話に乗ってくれる様子が見えてきたところで、移管を可能にするための条件を出してもらうことにした。まずは、実際に検査に当たる人員、すなわち工数の確保が焦点になると踏んだ。そこで、現時点の当課内で投入している検査工数を算出した。各設計担当が自分で設計した機器を別々に検査している状況下で合計すると、三人月ということが判明。

当然ながら、検査課では、受け入れ条件として三人の人的移動を要求してきた。予想していたとはいえ、そんなことをしたら新しい設計・開発が不可能となってしまう。

そこで代案を考えた――ＩＣＵ課から係長クラスの人員を一人移動する、検査課でも専任の係員を一人任命してもらう、あとは人事部に話して、他部から一人の新任係員を移動してもらう。この案は、検査課長を納得させるのに十分だった。ようやく、検査移管の目途が立つときを迎えることとなった。

検査移管で生まれた余裕

製品検査という作業を設計者自らが実行していたときに比べて、業務移管後の効果は少しずつ目に見えてきた。ただ、それだけでは「安定化」という目標に直結しない。

二番目に打った手がある。それは、「特注対策」というテーマへの対応だ。

じつは、ＩＣＵ－１０００／２０００は大きい問題を一つ抱えている。他の製品に比べて、特注、つまり標準スペック以外の個別要求が多いのだ。単体製品ならこの問題はあまりないのだが、ＩＣＵ－１０００／２０００はシステム製品である上に、測定パラメータでさえ多岐にわたる。したがって、市場から多くの個別要求が出てくるのが必然ともいえる。生産側にとってみれば、画一性が効率的であるのに反し、特殊要求による種々の仕様変更は、その基本法則にそぐわない。

二律背反、その問題にどう対処するか、それが頭痛の種となっていた。生産側の要求を最大限に入れて、特注品の受注を不可とすれば問題はなくなる。反面、営業サイドにとっては、ユーザー側の要望を無視してしまうことにつながり、売り上げ減の危険性が出てくる。

結論は一つ、折衷案となるが、できる限りの特注を受けることだった。これは、生産サイドの怒りを買うことになる。だが、まだ駆け出しの製品だ。ユーザー要求をシャットアウトしてしまったら、次につながらない。だから、できる限りの特注に対応する、そう決めたのだ。

ＩＣＵを任されて一年、売り上げが上がっていくのが楽しみになってきた。

8　競争が新しいアイデアを生む

モデルチェンジへの模索

ＩＣＵ―１０００／２０００の問題解決を進めながら、本来の中心命題の新シリーズ開発に取り掛かる時が来た。履くべき三足のわらじの中で、最も重要なものであることは自他ともに認めている。しかも、その目的達成の重要性は、会社としての未来志向の線上にあるはずだ。

とはいえ、今日の飯の種も確保しなければならない。それには、いくつかの未解決問題があるにせよ、ＩＣＵ―１０００／２０００シリーズの生産の安定化とともに販売促進に頼るしかなかった。

さて、常套手段といえるかもしれないが、新シリーズといえども、現製品を手本として展開することが手っ取り早い。現製品の安定生産とともに新製品の開発を同時限で行なうことは、一面、非能率のように見える。だが、それをプラスに考えないと話が始まらない。もちろん、競合する他社製品も比較サンプルとしてはもってこいの参考資料となる。また、電子技術の傾向も見る必要があり、さらには、ＩＣＵや救急施設、また一般病棟におけるモニタリングへの新しいニーズも考慮の対象となる。

モデルチェンジとは、そういうものなのだ。

ポリグラフとの同時進行プロジェクト

新シリーズの開発プロジェクトはただのモデルチェンジでない、と上司から言い渡されていた。問題の多過ぎるＩＣＵ－１０００／２０００シリーズから、どう脱皮させるかということを目論んでいるのだ。

このとき社内では、ポリグラフもモデルチェンジに入っていて、そちらは先行してすでにスタートしているという情報。同じ社内でも、研究・開発の話はトップシークレットなのだ。

他部に属するポリグラフの話がなぜこちらへももたらされたのか、という理由はいたって簡単。機械の基本構造を設計している機械設計部が共通であるからで、そこから第一報が入ったのである。

それよりも重要なのは、機械設計部隊から、基本モジュールを共通にしたいという提案がされてきたこと。いうなれば、ポリグラフの基本構造として考えている、というよりすでに設計思想が固まっているモジュール構造を共通化したいという理論だ。

機械設計の理論の裏づけとして、部材のコストダウンが前面に出されていた。ごく当たり前の話だが、その考え方には説得力があった。

「2000」から急に「6000」へ飛んでしまった理由

機構設計に関しては、「正当性のある理由」からポリグラフと共通のモジュールを使用するしかなくなっていた。そのころ、ポリグラフといえば、脳波計、心電計に次いで売上げ第三位の位置につけていて、いわば会社の主製品というところにいた。

それに比べて、モニタ群は問題山積の商品であり、「ポリグラフと肩を並べる」ことができるだけで、大きな出世をしたといえる。だから、機械設計上というより、全社的な位置づけからしても主製品の方針に従いなさい、ということなのだ。

別な面からの「この話の正当性」を書いておくとこうなる。

ポリグラフは、それまではMR―5シリーズと称していて、いわば五代目の商品だった。今回の新モデルは六代目なのでMR―6にする案があったが、大幅な刷新という意味から、一挙に「6000シリーズ」とした、と担当課長が話してくれた。

さて、その機構関係を流用させていただく立場としては、それに見合った名称にすべき、というのが通常の考え方だ。

よって、新シリーズのモニタは、ICU―6000シリーズにするということが、すんなりと決まってしまった。

2000から一気に6000になったのは、途中を省略して、突然、ポリグラフとつじつまを合わせるための苦肉の策だった。

真のライバルは別にあるが

こういう単純な理由であっても、いつかはポリグラフに追いつき追い越せという気分になるのは、人間、誰しも自然なことなのかも知れない。

もしかして、会社の上層部は、良い意味でも社内競争を加速させ、それによって両者のやる気を引き出そうとしたのではないのか。

だが、社内にライバルがいても、本当の対抗となると、他社の同類製品であることには変わりない。いくら社内での競争があるといっても、それに勝ったからといって、決して満足がゆくというものでもない。

当時、国内、国外を問わず、モニタの世界は急激に増加した市場要求のため、多くの企業が参入し、ともすると最も注目を集める商品になりつつあった。その分、競合も熾烈になりつつあり、国内外を問わず、競争力のある製品の開発が望まれていた。

そうした期待に応えること、それが新しいプロジェクトに与えられた真の命題だった。

「目玉」を探す

ポリグラフを対象とした機械設計が先行したため、そのあおりで、モジュールのデザインや大きさ、本体との連結用のコネクタの種類など、基本項目が事前に決まってしまっていた。全体計画前に、部分計画が決まっていたことになる。

考える時間がなくなったことはうれしいが、既存の枠の中で全体計画を決めるという、やや変則的なスタートが強いられた。独自性が発揮できない半面、その中でやればいいという安心感が共存していた。

何はともあれ、最大かつ最重要課題は何をセールスポイントにするかということだった。これまでの延長上とはいえ、他と差別がつきやすい特徴がほしい。俗なことばでいうなら、何を目玉とするのかということ。

チームを預かるリーダとして、そのシンボルとなる旗印がほしいと考えた。だが、そんな大それたことを、一朝一夕で生み出せるのか。

言い訳をいくつ出しても意味がないこともわかっていた。これまでとは、測定パラメータも同じ、どこの会社も横一線の状態、そんな中で自分の特徴をどこに求めるのか。いつになく、思索にくれる日が続いた。

対抗心をあおるアメリカの技術

そのころ、アメリカのヒューレットパッカード社が医療機器、とくに心電計の分野で新しい技術を発表して話題となっていた。

「日本の医療機器は、患者の電気的安全性が考慮されていない。当社の心電計は患者もれ電流が日本のメーカーのものの十分の一、製品寿命は二倍ある」――ヒューレットパッカード社が日本向けに出した宣伝文句だ。この主張は、同社の心電計に斬新な技術が使われていることを示唆していた。

当時、心電計をはじめとする医療機器は、患者に取り付ける電極やセンサ類が直接的に増幅器に接続されていて、万が一の故障で商用電源からの絶縁状態が不安定になると、感電する危険性があるという問題をはらんでいた。

この問題点を解決したアイデアは、世界で初めて心電計を作ったベンチャー企業・サンボーン社の創始者フランク・サンボーンによって考案されたもの。この画期的技術は、フローティング（あるいはアイソレーション）方式とも呼ばれ、患者を商用電源から絶縁するもので、「患者もれ電流」を無視できるほど軽減できる。後に医療機器のＩＥＣ基準の基礎になるものであり、現在の世界の業界基準を提供した意味合いを持っている。

ヒューレット社は、一九七〇年前後にサンボーン社を完全買収、フローティング技術とともにサンボーン氏本人をもリクルートし、同社の心電計事業部門のトップとしてその業績の実用化を図ったわけだ。

決断の時、来たる

ＩＣＵ－６０００の開発を命じられた当時、ヒューレット社とサンボーン社等の事情は全く知らなかった。ただ、よく覚えているのは、ヒューレット社の日本売り込み用の宣伝文句だけであり、そのすごさに舌を巻いていたに過ぎない。

今から考えると、非常にラッキーだったのが、こういう技術的劣勢にあった時期と新ＩＣＵ用モニタのセールスポイントを模索していた時期が重なったことである。考えていたのは、フローティング技術に対抗できなければ、アメリカの後塵を拝することになってしまうということ。ではどうすればいいのか。

「そうだ、これしかない」という閃きのような感覚を覚えた。「フローティングが患者のもれ電流低減を狙っているなら、それ以上の安全性を持ったワイヤレス化を行なってしまえばいい」と考えた。

だが、その当時ワイヤレス化が実現できるかどうかは、リーダであっても筆者個人では判断が難しかった。

「ワイヤレス化」を売り物に

新しい生体情報モニタの特徴をどこに求めるかは、プロジェクトの成否を分ける重要な決断だ。とはいえ、メンバー全員が集まってどうしようという議論をしていても、何も出てこないことが多い。

こういうケースで、ポンと一つの提言をすることも新たな可能性を生む。「奇策」といわれる可能性もなきにしもあらずだが……。

プロジェクト会議の席で、努めて単純に説明することにした。「世界的にも注目されているフローティングに対抗するには、ワイヤレスしかない」という本筋だけだ。それだけだとしても、これこそが新しいモニタの売り物になるはずだ、と。

大枠を示したのち、具体的に多チャネルパラメータの送信機が電池駆動で可能かどうかのフィージビリティー・スタディを行なった。その際、避けて通れない道が存在することがわかった。パラメータをどうするかという大きな課題だ。というのは、送信機という性質上、患者からの切り離しというのが第一条件となる。そうすると、非観血血圧計のカフも切り離さないといけない。空気制御の機能を持つカフを送信機側に入れるというのは、

表2　ICU6000の基本仕様

基本項目	仕様	備考
パラメータ	心電図、呼吸、体温 心電図、呼吸、体温、観血血圧	第一期 第二期
送受信方式	FM-FM 二重変調	
送信機重量	1kg 程度（乾電池込）	
電源	単一乾電池1.5V　4本	
送信範囲	室内見通し30メートル	
送信機設置方法	点滴ポール取り付け　または ベッドのアーム取り付け	

かなりの難題であり、不可能と考えたほうがよい。

ここで、二つめの大きな決断が必要となった。不安定な非観血血圧計をあきらめて、安定して測定できる観血血圧計を主体にする、という方針変換だ。

この二つの大まかな企画をベースに、送信機の仕様を決めようとの結論になった。

技術的な限界と理想とのギャップを埋める

二か月くらいをかけて検討された基本仕様と課題などを表にしてみた（表2）。

ポイントとなる事項は、問題の多い血圧を非観血から観血へと切り替えるという決定だった。だが、それによってさらなる困難が待ち構えていることがわかってきた。

それは、観血法である以上、絶対値の精度が担保できるかどうかという難題が存在することがわかった。実際、ワイヤレスで血圧値を送受信するには、一～二mmHg程度の送信精度が要求される。それを解決するだけで、一、二年の開発期間が必要との見通しが示された。それを待っていたのでは、開発全体が大幅に遅れてしまう。

その対策を考えても名案がなく、やむなく、観血血圧計を入れたシステムは第二期として同時開発を見送ることにした。それにより、第一期の開発を優先する方針が確立した。

「一気呵成」をスローガンに

課内での原案が確定してすぐに、個別機器の適正に合わせた担当者を決定して一次試作を開始した。

設計仕様が決定した後、最も重要なのはいかに早く商品化に漕ぎ着けられるかということだ。そこで、大まかでも試作完了の時期を設定する必要があると考えた。各担当の意見を聞きながら設定したのは、設計開始六か月後というデッドライン。これには、各担当からもかなりの反発が出た。

もちろん、この設定は一年後とする常識的な線を打ち出すことが無難であることは重々承知した上での判断。しかし、そんな安易なことを言っていたのでは、開発時間がずるずると伸びてしまうのが日常茶飯事というもの。

だから、多少無理な日程を設定して、やる気を起こす狙いもあった。本気を起こさせない限り、甘えが出てしまうのが人間の本質的な性ともいえる。

しかし、どうしてもこの日程では無理と言ってきたのは「心電図の期外収縮検出」を割り当てた担当者だ。事情を聞くと、初めての試みもあり、かなり難題が予想されるという。これは情状酌量のケースと判断し、例外として九か月の開発期間とした。

基本的に六か月厳守を打ち出した背景は、その前年、自分で体験した胎児監視装置の試作を三か月で終了させた実績がベースとなっている。この体験から学んだことは大きい。短期達成のメリットは大いにあり、決してそれが粗悪設計に結び付くものでないことを知ることになったのだ。「一気呵成」の掛け声が、十分な勝算につながる必然性も秘めていたのである。

ワイヤレスがセールスポイントになるのか？

プロジェクトの全員が、その気になって開発に専念し出したころ、思わぬバリアが待ち受けていた。

基本的な狙いや仕様の設定が完了し、開発開始となっていても、会社としてのゴーサインは正式な手続きを経ないと、容易には出してもらえない。そのころのルールとなっていたのが「商品企画会議」と称するいわば「御前会議」での決定である。通常、この会議には部長職以上が出席して審議されるのだが、どうも当該プロジェクトは会社の重要案件ということから、担当の課長も出席するよう命令されて出たように記憶している。

その席で、予想もしていなかった質問が出た。「ワイヤレスだけでセールスポイントになるのか」という質問である。その心はと問われたときに、「患者への電気的安全性の向上」と至極まともな答えをした。

だが、その単一のセールスポイントへの質問に関連して、「まずは、医療サイドの意見を聞いたほうがよい」との意見が出た。つまり、努めて言うなら「条件付き賛成」であり、曖昧さが残る決定となった。

この「条件付き」の話は、担当課員の耳にも入る事態になった。この話を課員に漏らした行為も問題だが、こうした話はプロジェクト内に本質的な疑念を招く危険性がある。すぐに部長・事業部長に強く抗議して、こうした「横やり的な妨害」を排除するように要請した。「会社幹部からでも、このようなME評論家的な意見が出ることもあるが、気にするな」と慰められた。

この窮地を救ってくれたのは、当時、サブリーダ的な働きをしてくれた安田一係長（後の取締役）だ。「よく、ワイヤレス化の決断をしていただいたと思います」と短いことばで表現してくれた。わかってくれる人間がいる、そのことが筆者の気持ちを強固なものにしてくれる原動力となった。

「一〇億商品」への挑戦

医療機器の業界で、開発に関して数十年前から「（売上高）一億商品」ということばがあり、商品化への一つの指標として掲げられていた。新製品を開発するにあたって、そのテーマが適切かどうかを判定する材料となる。開発に値するかどうかの、いわばごく一般的な採算分岐点の考え方と思えばいい。

そのころのＩＣＵ－１０００／２０００シリーズでは、年総額で三～四億円の出荷であり、シリーズとしては苦戦していたことをすでに述べた。

新シリーズの目玉を「ワイヤレス化」という単語に託したのだが、技術志向の強い目標だけに、プロジェクト担当者や全社に向けての迫力に欠けることがわかってきた。

そこで、やや実業向きで挑発的な目標値が必要だと考え、初めて「一〇億商品」ということばを作り上げた。現在地からすれば三倍の売り上げ、通常新製品の目標値の一〇倍という算定だった。

目標値を一〇億にするとぶち上げたところ、上層部から「あまり無理をするな」という声が聞こえてきた。しかし、ひるむ必要がないと思っていたし、それよりもワイヤレス化のコンセンサスさえ取れていない状況なので、失敗だって十分ありうると思って腹をくくっていた。心配するより、最善を尽くすことのほうが重要だ。それでもダメなら責任を取ればいい、と心に決めた。

日本光電の国内営業の強さは、営業員の数からしても、頼りになるものと感じていたし、その面からの心配はない。良い物さえ作れば、きっと売ってくれるという確信がその数字を掲げた根底にある。

送信機設計がカギ

技術的な開発要素を挙げるなら、初めての多重パラメータの送受信ということになる。

とはいえ、この実現に関しては、きわめて確実に実現可能という見通しが立てられていた。

なぜなら、心電図一チャネルの送受信については十分な実績があり、多チャネルにおいても全く問題ないであろうという予測が可能だったからだ。

ただし、いくつかの懸念もあった。一番の心配は電池の容量であり、送信機を一週間以上連続駆動し続ける必要がある。そのために、単一乾電池を四本にして六ボルトで動かすことを考えた。

これだと電池の重さだけで五〇〇グラム以上、送信機重量が一キログラム前後となるため、送信機を点滴ポールかベッドの手すりに取り付けざるを得ない。しかし、もともとICUや手術中での重症患者が対象という使用環境のため、さしたる問題にはならない条件であった。

うれしい誤算が後押し

安全性を謳ってスタートしたワイヤレス化プロジェクトにとって、うれしい事実が明らかになった。

それは、これまでの有線方式の時代では予想のつかないことだった。ICU－2000シリーズでは、ベッドサイドモニタとセントラルモニタ間の信号伝達は、四〇芯もある太いケーブルを通す必要があった。通常、ＩＣＵなどの施設を新設するケースでは、あらかじめ通信ケーブル用の配管を敷設してもらうのを常としている。しかし、そんな考慮なしに建てられた既存病棟を改装して作られたＩＣＵの場合は、配管を通してないこともよくある話。そこで太いケーブルを壁の上にむき出しにしたまま敷設しなければならないこともしばしばあった。

ワイヤレス方式の製品であっても、ベッドサイドとナースステーション間を従来方式の有線で結ぶことも可能ではあるが、ワイヤレスの場合、患者のそばにある送信機からベッドサイドモニタだけでなく、ナースステーションにあるセントラルモニタなど複数の機器への同時送信が可能になることがわかった。つまり、複数個所での受信が可能になり、必要なら担当医が自室で情報を見ることもできる。

無線であることのメリットは、患者の安全性確保以外にも全く別のメリットを生んだのだ。現代の技術でいうなら、無線ＬＡＮのはしり、という位置づけになろうか。

デメリットをメリットに代える逆転の発想

観血血圧の送受信をどう解決するかが、大きな技術的課題だった。ワイヤレス化のプロジェクトの中で最大の懸案事項だったことも確かだ。

新技術や新方式の採用ということになれば、メリットとデメリットが存在するのが普通である。この面から考慮すべき重要なことは、メリットをいかにうまく引き出し、デメリットをいかに最小限に食い止めるかという対策だ。さらに、デメリットをメリットに変換できれば言うことなしである。

アナログ時代に、観血方式による血圧測定値を、連続的にかつ正確に送信し続けることは並大抵ではなかった。第一期に間に合わないことがわかってから、このプロジェクトはメインの進行から切り離して、独立して進行させることにした。

この独立テーマに挑戦したのは、荒金昌晴担当（後の執行役員）と谷島正巳担当の二人。テーマの中身を端的に表現するなら「直流信号の正確な送受信」ということになる。具体的には、長時間にわたり、最高血圧と最低血圧の間を変動するいわゆる「血圧値の脈動」を精度よく送信し続ける方式の開発だ。口で言うのは簡単だが、周囲温度の変化などによる「ドリフト」という不安定要素をいかに抑えるかが課題だった。現代技術でいえば、AD変換により容易に送信可能だが、これをアナログ時代に実用化することに苦労があった。

もう一方で、血圧値のゼロ点（大気圧）も電気信号としてはドリフトする不安定さもあり、これをなんとかしなければならないし、さらには患者サイド（送信機側）でゼロ点の校正もできるようにしなければならない。

実用化には、これら課題の解決が必須だ。この二大テーマについては、両担当の努力で、新しい回路方式が完成しクリアできた。ともに、新技術が織り込まれているもので、特許取得という輝かしい成果も得られた。

いわば「塞翁が馬」というわけだが、ピンチをチャンスに変えた栄誉ということもできる。

業会紙に踊る「世界初」

血圧計の部分の開発が進んでいるころ、第一期分は無事に商品化が完成し、市場への出荷が始まっていた。

評判は上々、ユーザー側からも使いやすくなったという評価が固まっていった。業界紙は、こぞって新製品の登場を祝福してくれているようだった（図5）。「ワイヤレス化」というセールスポイントは、実際の医療現場でも役に立つということが立証された形になった。

こういう大きな特徴を有していると、小さな欠点は隠れてしまうことが多い。勝負に勝

ワイヤレス医療機器の原点は、患者の電気安全性の確保にあり

世界初のワイヤレス医療機器とされるのは、日本光電工業が1976年に発売したワイヤレス生体情報モニター「ICU-6000」である（図B-1）。ワイヤレス化を実現した発想の原点は、患者へのリーク電源を最小限にするという、電気安全性の確保にあった。

1970年代前半、トランスを利用して電源部と患者の接続部を絶縁する、いわゆるフローティング方式を採用した心電計を、米国の医療機器メーカーが開発した。当時、日本光電工業で生体情報モニターの開発リーダーだった久保田博南氏は、「フローティングの上を行く電気安全性を実現するには、ワイヤレス化によって電源部と患者の接続部を完全に切り離すしかないと考えた」と振り返る。

ICU-6000では、心電図、呼吸波形、体温、血圧2チャネルの計五つの生体情報データを、100Hz～数KHzの周波数帯に分けて変調し、FM変調波でデータを送信する方式を採用した。当初想定していた電気安全性の確保だけではなく、送信機が1台でも複数カ所で情報を受信できるなど、ワイヤレス化によるメリットが評価され、ヒット商品になったという。

図B-1　1976年に実用化
世界初のワイヤレス式生体情報モニタの登場を伝える日本光電工業の社史。

1976（昭和51）年

3　体外式心臓ペースメーカAEC-210

8　3ch同時電話伝送方式による心電図自動解析システムDCC-3300（日本初）

8　電磁血流計MF-27（オートゼロ型，ゼロ安定方式）（日本初）

11　テレメータ式患者監視装置ICU・CCU-6000シリーズ（世界初）

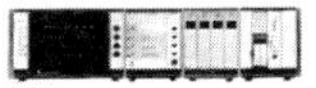

ICU-6000

（『日経エレクトロニクス』）

図５　世界初のワイヤレス式モニタの発売を伝える記事

つということが、何よりも有利な状況を招くのだ。

日本国内で考える限り、至る所で勝者になれる状況が出現し、それがブームとも呼ぶべきときを迎えていた。少し前なら大ボラを吹いているように映ったかも知れないが、「一〇億商品」はあっけなく達成された。目論見が当たったと思った。ワイヤレス化等に懐疑的だった社内の数人の「否定派」を黙らせるには、何よりも「結果」が物を言った。

9　マイコンの登場とカラーモニタ

ICUでの課題への対応

ＩＣＵ－６０００が軌道に乗り始めたバックグランドには、国内でのＩＣＵ施設の建設ラッシュの時期にマッチしたことがある。

その一方で、ＩＣＵという新しい管理・看護体系は種々の問題点をも生み出していた。ＩＣＵでは、患者が長時間異常な空間に置かれ、医療スタッフとのコミュニケーションさえままならない。精神的・肉体的なストレスからＩＣＵ症候群という、これまでにない特有の合併症も報告され出した。

また、開設当初から指摘されていたのが「スパゲティ・シンドローム」と言われる、点滴チューブ類やモニタのケーブル類などを体に張り巡らされた患者の状況。それゆえに、看護そのものの行為さえままならぬ状態になってしまう課題もあった。こうした類の器具類は少ない方がよいに決まっているが、重症患者ともなれば、どれ一つとして外せない状況にある。

ＩＣＵ－６０００シリーズから採用したワイヤレス方式は、センサから送信機まではケーブルが必要だが、その先は無線なので、このスパゲティ・シンドロームの患者に対して一助となったことは見逃せない。

ケーブルの一本でさえ少なくなれば、患者にとっても心理的な束縛からの解放への一助となれる。

狙いが医療環境の変化にマッチ

もう一つが、患者の電気的安全性の確保という、ワイヤレス化の主目的によって達成された解決法だった。

ちょうどそのころ、フローティング技術が世界的に普及して、患者の安全性への取り組みが叫ばれ始めていた。とくに、体表電極やセンサの場合にはそれほど大きな事故にはつながらないのだが、こと体内電極のケースで患者もれ電流が過度になると、ときには心室細動や心停止に至る場合も危惧されるからだ。

ＩＣＵでは、心電図などの体表電極と観血血圧測定などの体内センサが同時に使用されることも多く、その場合には特に注意が必要となる。いわゆる、システム全体としての患者の電気安全性の確保の重要性が認識されていた。ＩＥＣ（国際電気標準会議）などでの標準規格整備が進み、全世界的な関心の的になっていた。

多チャネルモニタ用のワイヤレス化がこの時流に乗っていたことも、この高評価の一因となったのである。

競合他社の標的に

ＩＣＵ－６０００のヒットは、業界全体の関心を引く事態となった。まさに、タイミングとしてはぴったりだった。観血血圧計のワイヤレス化は、最初のシリーズの販売には間に合わなかったが、体内センサの安全性確保のための画期的な方法として、非常に重要な解決法を提供したことになる。

この事態を見ていたのは国内の同業他社で、中でも主力の二社は、すぐに類似製品の商品化に踏み切った。セールスポイントとしても強力であるとともに、時流に乗った製品であることから、先行製品を標的にした戦いが始まったことになる。モニタの全国シェアも三社で独占する状態が続いていたので、一九八〇年ころを境にして、国内の製品はほとんどがワイヤレスになったといっていい。

それまでの日本光電の位置づけを振り返るなら、生体情報モニタを生誕させ、ICUの進展とともに、この世界でのリーディング・カンパニーとしての役割を演じてきた。だが、非観血血圧計の失敗例や、先行メーカーのみが経験できる未開拓分野、未経験分野への試行錯誤が重なって、必ずしも「すべての面で一位」というわけでなかった。もちろん、国内のモニタ市場では永続的に一位であったが、圧倒的に優位という状況ではなかったことも事実である。

だが、ICU—6000シリーズでの先進的な技術革新は、一気に競合他社を圧倒するほどの勢いを復活させた。その一方で、他社の目標や標的となるような状況を作り出したのである。

何が良かったかの分析をしてみれば

勝因と考えられることをいくつか挙げておこう。

まずは、旗印となる目標値を確定し、課員全体に理解させたことだろう。こういう団体競技にも似た戦いの場になれば、何をいつまでにという明確な指標を与えなければ、各人個々の目指すものも出てこない。スポーツで言えば、フォーメーションや個々のプレイヤーの動きをどうするかなどの作戦を立てることに当たるだろう。

次に重要だったのは、課員同士の協力意識と同時に競争意識を引き出すという、ともすると相反する方向にも思える、その意識の相乗効果を狙ったこと。これもサッカーなどの団体競技によくみられる戦力アップのための重大要素である。具体的には、各人に対してモジュールごとの割り当てを行なった上で、日程管理の強化による競争意識をあおった。さらに、定期的に会合を開いて進捗状況の確認や、抱えている個々の問題点を抽出するといった正攻法。

さらにもう一つ挙げるなら、「危機感の意識付け」ということになろうか。これは、筆者の下積み時代の経験値から割り出されたもので、ピンチこそチャンスという気持ちの表現だ。当時のＩＣＵ－２０００は、このままでは会社のお荷物になってしまうという、あまり好ましい状況とはいえなかった。ではＩＣＵシリーズが、上をいくポリグラフと肩を並べ、さらにその上に行くにはどうすればよいのか。そうした危機感に対するリスクマネージメントを実施した結果が勝因の一つであったと思う。

ＩＣＵ－６０００シリーズの成功は、こうしたいくつかの思索により、それらが課員全体に行き渡った結果と感じている。

勝利を決定づけるために

会社内外でＩＣＵ－６０００シリーズの評価がうなぎ上りのころ、史上首位の座を維持するための方策が検討され出した。発売後三年もたてば、種々の追加希望や課題なども出てくる。セールスポイントでさえ、時間が経てば徐々に陳腐化する。

リーディング・カンパニーにとって、首位をいかに維持するかは一番の関心事になっていた。その理由は、同シリーズの売上げが急上昇しただけでなく、社内売上げの第一位だった脳波計をも追い越し、一気に主役の座を獲得してしまっていたからだ。

とはいえ、全くの新規シリーズを開発し、しかも商品化まで持って行くのは、短時間で実行できるはずもない。最低でも一年半から二年程度は必要だ。そのための準備期間などを考えれば、新製品が軌道に乗りだした途端に、次の新製品を考え始めなければならない。

もう一つ考慮しておかなければならないことがあった。ＩＣＵ－６０００の成功によって、ようやく国内での独走ともいえる状況を作り上げた以上、この勝利を決定的、かつ不動の状態に持っていってしまうほうがいいのではないかということ。そのため、成功要因を分析した上で、継続すべき要件と改善すべきところを明らかにして進むべきだと。

一九七〇年代の後期、新プロジェクトＩＣＵ－７０００の構想が明確化してきた。

電子技術分野での変革期に

そのころ、電子技術の領域では、大きな変革が起きようとしていた。「マイコン」（マイクロコンピュータ）ということばが流行り始め、世は空前のマイコンブームとなっていた。起爆剤となったのは、米国アップル社が出した個人向けの小型コンピュータだ。それ以前のミニコンと呼ばれた専門家向けのコンピュータに比較して、アップルのコンピュータは一般の個人向けで、しかも机の上で操作できるという特徴を備えていた。

とはいうものの、筆者としては、当時どんな目的に使えるのだろうという程度の疑問しか思い浮かばなかった。「コンピュータ」という名が示すとおりの「計算」という概念が先行していたため、いくら早く難しい演算ができるにしても、それ以上の機能を思い描けなかったからだ。ところがどうだろう、アップルが仕掛けた「ゲーム感覚のような玩具」の普及は、あっという間に世界を席巻してしまった。

医療機器にも取り入れなくては時代後れ、という感覚さえもたらした。ハードの時代に代わって、ソフトの時代到来の黎明期だったといえよう。

開発専門部門を独立させる

ICU－7000のスタートは、このハード・ソフトの端境期に当たっていた。6000のときには、幸か不幸か、かなり明確な達成目標が掲げられた。対抗すべき、あるいは凌駕すべき明確な指標があったからだ。

しかし、成功した6000の後継機に何を託せばよいのか、すぐに思い当たらなかった。上司と相談し、まずはブレインストーミングでも、ということになり、関係者を集めて泊まり込みの議論をしたことがある。鎌倉のホテルの一室に集まった部長・次長以下約二〇名の関係者全員で、市場分析から現製品の改善すべき点などすべての面にわたって、自由な意見交換が始まった。

決定的な意見は出なかったが、いくつか次の核になるような要素が提出された。6000の成功点の継続、つまりワイヤレス化やパラメータ（特に観血血圧）はそのまま生かそうということになった。

主な変更は、モジュール化していた機器構成をスタンドアローン方式に変換、技術要素としてのマイコン技術導入、カラーモニタの導入、というような結論が出た。

また、体制面での大きな変更が必要との見解で一致し、プロジェクトチームは課から独立して新シリーズの早期実現を図ることが決定された。6000シリーズのメンテナンスを主体としたチームをICU課に残すことも決まった。

新プロジェクトチームのリーダは筆者がICU課長と兼任、サブリーダは安田係長を昇進させることも決まった。こうすることによって、ICU－7000シリーズは、開発専任のチームとして業務に専念できるような体制ができ上がったのだ。

通常なら人事異動は会社の決定事項だが、自主的な提案から決まった、珍しい例だろう。それほど、ICU課に「発言権」があったのは、6000シリーズの売上げが会社全製品の中でもトップだったから、その実績が物を言ったと考えられる。

画面上に文字を書くことのこだわり

ICU－7000シリーズ等ベッドサイドモニタの仕様設定について、印象的だったことを記しておく。

マイコン搭載機という初めての仕様設定だったので、それまでのものと全く異質の「表示画面」の設定が会議の議題に取り上げられた。従来は、心電図をブラウン管に表示し、心拍数や呼吸数などを独立したモジュールにデジタル表示していた。

この方法に代わって、すべてのデータをブラウン管面上に表示してしまおうという話だ。波形データとしては心電図、脈波、呼吸波形、血圧波形など、数値データとしては心拍数、呼吸数、体温、最高血圧、最低血圧などが代表的なものである。

これらの表示方法として、心電図と心拍数、血圧波形と血圧値といった関連のペアがあるので、それらは同じライン上に表示される。問題は、波形が先か数値が先か（どちらを左側にするか）。

他社もまだこういった表示方法を採用してない時期だったので、参考になる表示方法が存在していなかった。

数値が左のほうが見やすいという意見があり、結局、その方式を採用することになった。爾来、日本光電では、現在でもこの方式が継続採用されているようだ。

じつは、その後に販売された他社製品はほとんどがこの逆、つまり、波形が左で数値が右、というのが慣例になっている。会社の個別の好み、といってしまえばそれまでだが、「見やすさ」という主観的な問題なので、正解はなさそうだ。

COSMOSの由来

ICU−7000シリーズの開発要素の中には、もう一つ目立ったものが入っていた。それは、セントラルモニタに使用する大型ブラウン管をカラー化しようというものだった。なぜ、そのアイデアが生まれたのかはっきりしないが、たぶん、八人もの患者の心電図を同時表示したら、どの患者のものなのかはっきりしないから、明確にするために色分けしておくべきだという考え方だったと思う。

ベッドサイドモニタには、すでにライフスコープというペットネームが定着していた。そこでこのカラーモニタにもペットネームをつけたいというアイデアを出したのがサブリーダだ。どんな名称を考えているのか尋ねたところ、「COSMOS」。これをうまく表現することばはないだろうかというアイデア。そこで、筆者が与えたのが、Computerized Sophisticated Monitoring Systemという名称だった。「コンピュータベースの洗練されたモニタシステム」というような意味だが、宇宙の広がりや、コスモスの色をイメージしたネーミングだ。

団体競技では、スローガンのような「チームが共有できるイメージづくり」が団結要因にもなる。その意味からも、命名の効果があったと思っている。

弱点を補うための方策

７０００シリーズを進行していく中で、いくつかの弱点も意識し始めていた。ＩＣＵ向けとしては大きな課題はなかったのだが、主として循環器系の患者を重点管理するＣＣＵ(Coronary Care Unit)向けとして考えた場合に、本格的な不整脈解析システムを搭載してないという弱点を有していたのだ。このままでは、システムとしての欠陥が指摘されても致し方ない。

とはいえ、この機能を搭載できるミニコンをベースにした不整脈検出装置を自力で開発するには、複数のスタッフの養成から始め、数年の期間を要す。こうした状況下でも、アメリカからのモニタリングシステムは、日本への市場参入を虎視眈々と狙っている。

そこで、国内で循環器関係に詳しい医師と相談することにした。ドクターいわく、外国製を輸入すればいいではないか、という単純明快な解決策。

まずは、海外事業部を通じた折衝が始まった。目指すはアメリカのメーカー、ベクトン・ディッキンソン社の保有する不整脈解析装置だ。本体の７０００シリーズが完成し、ＩＣ

U用はすべて自社製品によるシステム構成で完結したが、CCU用はベッドサイド側が自社製品、ナースステーション側の不整脈解析装置が外国製品というチャンポン。

プロジェクトリーダとしての本心をいうなら、すべて自社純正品で賄いたかったのが事実。だが、一部を外部技術に頼ることで完ぺきに近いシステムができ上がったことにほぼ満足、という気分だった。

アメリカ市場参入への目論見

ICU－6000シリーズの発売から五年、一九八一年にマイコンベースの7000シリーズを世に送り出した。一度、波に乗っているのに加え、新しい魅力も盛り込んでいたため、国内での売り上げはさらに上昇傾向を維持。国内での地位は、ますます固いものとなった。そこまで来ると、さらに上を目指したいというのが人間であり、企業でもある。どうしてもアメリカ上陸を果たしたいという欲が出てきた。

そのころのアメリカへの輸出状況としては、脳波計の売り込みには成功していて、ほとんど独占状態だった。ただし、会社名は通称で「Blue Company」呼ばれており、「Nihon Kohden」という名が浸透しているわけではなかった。ブルーのニックネームは、脳波計などの筐体の色をライトブルーに統一していたからだ。

しかしアメリカのモニタ市場では、米国ヒューレット社製品などに対して全く手も足も出ない。セールスネットワークさえない状態だった。「日本光電アメリカ」という会社は存在したが、広大な国土に対して数人のスタッフ程度では、どうにもならなかったのだ。

ともかく、モニタの世界では、地元の強豪メーカーがひしめくアメリカにどう上陸するのか考えあぐねていた。なんとか、参入だけでも果たせないものだろうか。

売り込みのチャンス到来

チャンスが訪れたのは、一九八一年五月。第三回の世界集中治療医学会が、ワシントンDCで開催されるという情報が入ってきた。この時期を逃してはならない、ちょうど7000シリーズの国内販売が軌道に乗り始める機運になっており、それに加えてアメリカ参入のきっかけが作れるはず、と目算した。

上司に進言し、ともに未体験の渡米。初めて踏むアメリカという地に、いろいろな意味でのスケールの違いを感じる。成田から東海岸へは一気に飛べない時代だったので、会社の所在地ロスアンジェルスで数泊、そこからワシントンDCまで横断するのに四、五時間を要した。会場のあるヒルトンホテルに到着しただけで、どっと疲れが出る始末。慣れない展示場設定さえ、緊張の連続だった。

英語を聞く耳は趣味で鍛えた自信から何とかなるが、昼食に出るハンバーグのサイズやアメリカ人スタッフのビジネス優先の仕事ぶり、日本との時差マイナス一三時間という不慣れな環境は「これぞ違和感」と表現するしかない。

展示開始の前日、思わぬハプニングが起きてしまった。肝心のベッドサイドモニタが動作しないのだ。リーダとはいえ、設計はすべてスタッフに任せていたため、故障が起きてしまったら……という不安はあった。しかしその悪夢が現実に。

これは弱った。だがほかに頼る人は一人もいない。ともかく、筐体を開けてみるより仕方がない。日本からの出荷は数週間前だったが、その際、工場へ行って自分の目で確かめた。あのときは確かに動いていたのに……。

恐る恐る筐体を開けてみると、プリント版のコネクタが緩んでいるのを発見、しっかりと接続して、再び火を入れてみた。これで、完全に動くことを確認した。ヤレヤレ、何とか事なきを得たという感じ。日本から遠い経路を延々と辿ってきた機器も人間も、旅疲れするという点では全く同じなのだ。

アメリカでの異質な体験

展示会の初日、思わぬ形式での開幕となった。まずは、開始時刻が正午という異例の時刻設定。それに合わせて会場にファンファーレが鳴り響き、会場を訪れた参加者にシャンペンが配られたのだ。参加者は、グラス片手に展示場に入ってきた。公の世界学会というのに、この趣向にはいささか度肝を抜かれた。

参加者歓迎の意図が十分にあったと思われるが、日本国内では体験したことのない幕開けにビックリした。もっとも、朝から開始となると、シャンペンとはミスマッチというわけで、いわば気の利いた配慮だったのかも。

わがブースにも三々五々と参加者が訪れるようになった。主たる注目点は二つあり、一つがワイヤレス化と一一インチ画面表示のライフスコープ、そしてもう一つは大型カラー表示器を搭載したセントラルモニタ。参加者の反応は予想どおりのもので、おおむね好評。アンテナが立っているベッドサイドモニタが珍しい様子だった。

脳波計だけでしか知られていないブルー・カンパニーが初めて生体情報モニタを出してきた、と受け止められたようだ。こちらとしては、日本のマーケットリーダとの思いが強く、決して新規参入などとは思っていない。しかし、アメリカ人の認識との大きなギャップには、それが現実、と感じた次第。

日本のドクターも多数来場し、「よくここまで来ましたね」と激励してくれた。「でもこれからが大変だね、頑張ってほしい」と言っていただき、それが脳裏に刻まれた。右も左もわからない新参者が、よく出展する気になった、と応援してくれているように感じた。

日本では、メーカーとユーザーという相互関係にあるのだが、アメリカまで来ると同胞的意識が強くなる。「大変だろうけど、日本の実力を示してほしい」という励ましのことばをいただくと、胸が締め付けられるほどうれしかった。

そうだ、頑張らなくては。ただし、これはまだ土俵に上がっただけだ、と兜の緒をしめたものである。

デューク大学との共同研究から

アメリカ市場への仕掛けは、もう一つあった。それは、デューク大学への評価依頼から始まった。

深い緑に囲まれ、車でなければ回れないほどの広大な施設。シンボルとなっているチャペルが印象的なキャンパスだ。同大学に麻酔科を創設したハーメル教授は、小児循環器科の権威でもある。ちょうど、日本の医師の紹介もあって、ＩＣＵでのベッドサイドモニタの評価をお願いするチャンスが得られた。かつて、同大学麻酔科の傘下にあるエンジニアリンググループが、生体情報モニタ用の送受信機を試作した経験があり、臨床にまでこぎ着けられなかったという苦い経験も持っていた。

タイミングが良かったのは、世界ＩＣＵ学会の前後に、ＩＣＵ－７０００シリーズのアメリカ進出を狙っていた日本光電の目標とデューク大学のテーマが重なったことにある。

ＩＣＵに案内された折り、少し驚いたことがある。日本では、専用の帽子・着衣とスリッパに履き替える程度だが、ここではさらに靴の上からすっぽりとビニールカバーまでつけられる。まるで宇宙服を着るような厳重な着替えによって入室が許される。清潔度に対する考え方のレベルが違うのだ。

ＩＣＵ－７０００シリーズのベッドサイドモニタは、実際に役立つのかどうか、臨床的な評価を受けていた。

数週間のテストの結果、幸いにも、十分に実用的だとの報告を受けた。たぶん、デューク大学での試作器は、送受信機能に問題点を抱えていたのだろう。それに対して、こちらのモニタは、送受信の安定性はもちろん、多チャネルの生体情報をもモニタリング可能と

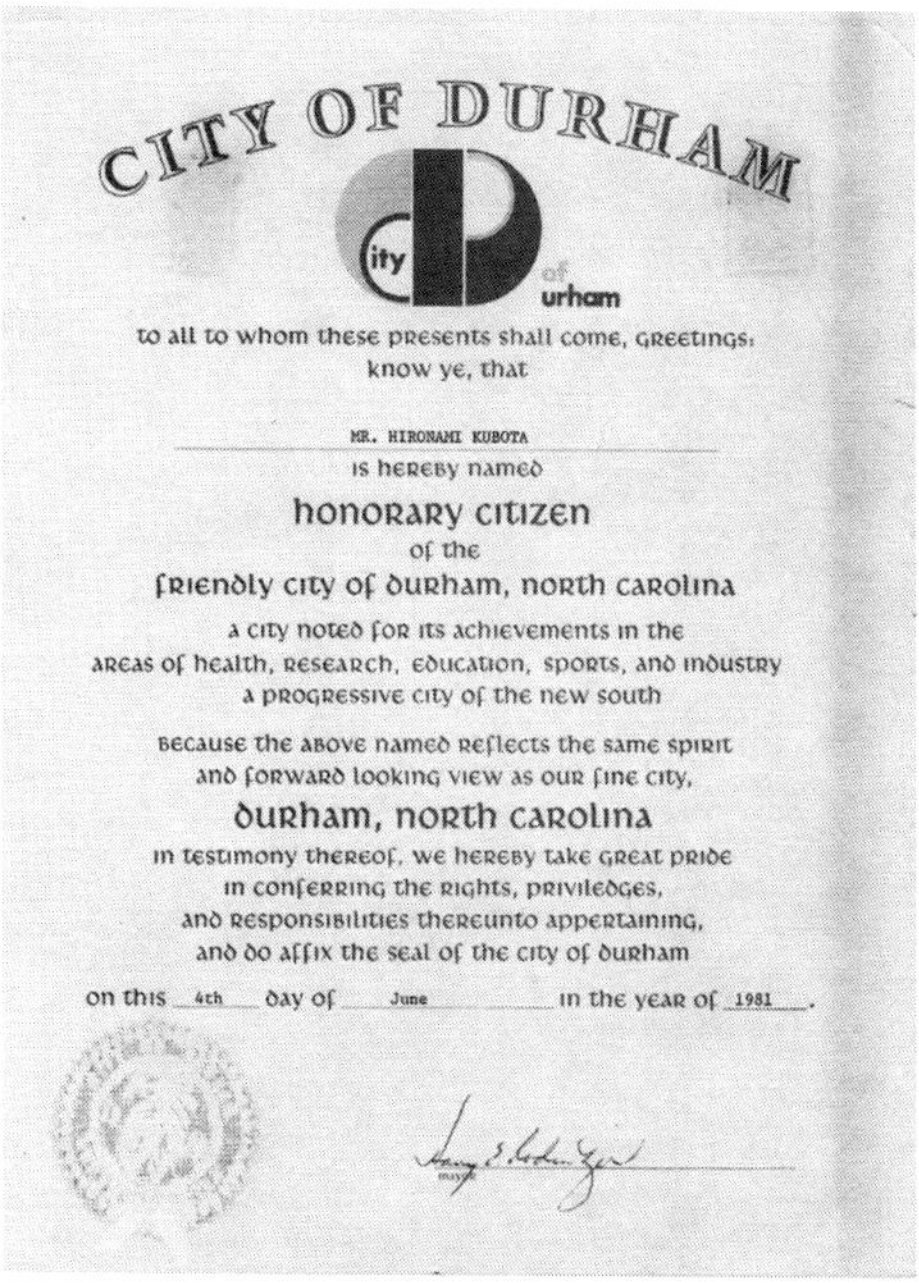
CITY OF DURHAM

City of Durham

to all to whom these presents shall come, greetings:
know ye, that

MR. HIRONAMI KUBOTA

is hereby named

honorary citizen

of the

friendly city of durham, north carolina

a city noted for its achievements in the
areas of health, research, education, sports, and industry
a progressive city of the new south

because the above named reflects the same spirit
and forward looking view as our fine city,

durham, north carolina

in testimony thereof, we hereby take great pride
in conferring the rights, privileges,
and responsibilities thereunto appertaining,
and do affix the seal of the city of durham

on this 4th day of June in the year of 1981.

mayor

図6　ダーラム市から与えられた名誉市民の称号

あって、好評を獲得することができたのだ。

　こうした日米の共同研究作業は、デューク大学のあるダーラム市にも届き、後に名誉市民の称号が与えられることとなった（図6）。

　もちろん、この栄誉は筆者だけのものではないが、名誉市民という個人あてのものゆえ、ICU－7000プロジェクトチームの代表として受賞したものという認識である。

10 新しい道を拓くために

世界制覇への道は険しく

アメリカへの進出のきっかけはできた。とはいえ、そう簡単ではないのがこの世界。最大の競合メーカーであるヒューレットパッカードは、日本光電の米国上陸を非常に警戒していた。日本光電が売り物としていた「ワイヤレス」技術を持っていなかったからだ。もとはといえば、自社のオリジナル技術である「フローティング」に対する「ワイヤレス」であることを、たぶん意識してなかっただろう、と推察している。

だが、かなりの対抗心を燃やしているな、と思われる事実が耳に入ってきた。それは、ワイヤレスに対する「リスクの誇大広告」というべきものだ。「アメリカではワイヤレスはやらない、なぜなら、受信を誤認してしまえば、患者の取り違いが発生する、その防御法はない」という牽制だった。

当然の話だが、6000シリーズ時代からのワイヤレス化による欠点の一つが患者の取り違えが起こる可能性の指摘だった。このリスクはワイヤレスに切り替えた当時から認識していた。そのために、7000シリーズになってからと記憶するが、送信信号の頭に患者のIDを付け加えて送る対策を講じてきた。これによって、患者の取り違えの危険度は、激減することが保証できたからだ。

実際のところ、この種の課題に関して、事故の起きた事例は報告されておらず、十分なリスクマネージメントが施されていた。

しかしながら、さすがに大手メーカーが主張する理論は、世界に浸透するのに効果抜群だった。いくら、対策済みと自社でピーアールに努めたとしても、世界を凌駕する企業の「発言力」の大きさにはかなわない。

少なくともアメリカ上陸は達成できたが、その先に大きなバリアがあることをいやでも感じざるを得なかった。

成功に酔っていてはいけない

決して一気呵成とはいかない、と認識し出したときに考えたことがある。このままでは、どうにもならない。別の方策を考えなくては……。

第一に、国内なら「ちょっとしたセールスポイント」を持っているだけで、市場制覇はできた。だから、アメリカにも「セールスポイント」があれば通用するだろうと思っていた。しかし、それはあまりにも世間知らず、「井の中の蛙、大海を知らず」というものだった。

世界的に見るなら、一つの商品がセールスポイントを持っているくらいでは、全く話にならない。これまでの、歴史、環境、商品を取りまくインフラやセールス網、それに戦略を含めた事業化企画など、あらゆる面からの綿密な考察が必要だとわかってきた。だから、本気で世界戦略を考えるなら、じっくりと別のことから対策を練る必要がある。

そうした対策が、いかに重要かつ必須のものであるかを認識するにつけ、もっと腰を落ち着けて取り組まなければ、と考えるようになった。社内での成功や国内での成功といった小さなことに酔っていては、何一つできない。

個人目標と会社目標の乖離

生体情報モニタICU－2000、6000、7000シリーズの製品群は、一〇年間で一〇倍の売り上げを示すほどに成長した。それが個人で達成できたなどとは、決して思っていないし、ましてや、個人プレーでできるわけがない。ただ、言えることは、この三つのシリーズを通じて、一人のリーダとして課長職を全うしたこと。そのことは第三者的に見ても間違っていない。

社内・社外を問わず、黙っていてもそういう認識で一致して見てくれていることを快く思っていたのも事実。この間に上司は三人も交代している。しかし、そんな小さなことで満足できないのも、筆者の偽らざる心境だった。

いくつか、キイとなるポイントも存在していた。確かに「ワイヤレス」は当たったかも知れないが、それ以上に、日本光電の国内セールス網は完璧なまでに整備され、優秀な人材がひしめいていた。いうなれば、技術と販売との総合戦略がうまく行ったと思えば適当だろう。

だから、それまでの自分の目標と願望はある程度達成できた。そのことが、また会社の目標とほぼ一致していた。リーダとしての自己実現と会社の売り上げ増が同じ線の上で描けていたからだ。

しかし、会社目標としては、世界レベルで見てもう少し上を目指さないといけないだろう。そのことは、個人で打開できるほど容易なものでないことも明白。それならどうすればよいのか。

第三者的視点の必要性

三人目の上司が着任してすぐに言われたことばがある。「君には、上に上がってもらいたい」と。エッと思ったが、それが何を意味しているかを考えあぐねていた。

というのは、その真意を理解できないでいたからだ。一体、「上」とは何を意味しているのだろう。課長の上は、普通に考えれば次長や部長職。それまで全く違う道を歩んできた上司と、ことばを交わしたことさえないのに、何を意図しているのだろうという疑念が残った。というより、こちらはそんな気がさらさらない。課長ならプレイングマネージャも可能だが、次長にでも上げられたら、これまでのように行かなくなる。それより、自分の目標は全く違うところにある。

具体的に与えられた役職は、「企画課長」というわけで、それは筆者の望みと合致していた。同一の製品群を三代にわたり、一〇年近くも背負い続けてきた身にすれば、自己実現を「上」と別のところに置こうとしていた思惑と一致していたからだ。ようやく、軌道に乗った生体情報モニタ群の次の目標は、もっと大所高所から練り直さないといけない。

そうした自己実現のほうに重心が移り始めていた矢先、直接の開発プロジェクトからも離れられる、悪くないな、と感じていた。

「企画」と名が付けば何でもできる

もう一つ、思いどおりに行きそうだとの予感がしてきた。

これまで実績を積み上げてきたという自覚はあっても、それをサポートしてくれ、しかも実際に仕事をしてくれたのはプロジェクトチームの面々である。しかも、完璧というほど、思い描いたとおりの進行に、こんなに幸運なことがあっていいのかと、感じていたほどだ。

ここまで来たら、次の「８０００」は、サブリーダをはじめとする実務者に道を譲るべきではないのか。せっかく順調にテイク・オフできたのだから、機長の座も副操縦士に任せるべき時期に来ている。とはいえ、急に操縦室から抜け出すのも問題がありそうだ。少なくとも安定飛行に移るまで、同じ操縦室の中にとどまって様子を見るべきなのだ。

それに、「企画」という名が付いている限り、何でも思い切ったこともできそうだ。たぶん、自分で自分の課題を見つけ出せる、と予測した。

企画課長になって一番増えた業務といえば、対外折衝だった。販売促進という名のユーザーとの接触、それに加えて外部団体との接触などである。

元来、かなり内向きな性格のため、外交という点についていえば、ほとんど関心がなかった。だが、それよりさらに極端に内向きの上司が外交のすべてを筆者に委ねてきた。

「それならやってやる」という気持ちが喚起された。人が嫌がる仕事であっても、自身の経験になるなら、挑んでみようという気持ちが心の底にあり続ける。上司が重要視してない対外折衝はすべて引き受けよう、たとえそれへの評価が低いものであっても……。

世界への夢広がる

もともと、筆者は海外志向が非常に強かった。

大学生時代から、英語には格別の思いを懐き、興味津々という生活が続いていた。日本語と異なる言語体系を不思議な気持ちで眺めていた、というような感じである。それゆえに、海外へ行くことに関して、異常なまでの願望を持ち続けてもいた。個人旅行であろうと、出張であろうと、海外ならどこへでも行ってみたいと考えていたし、チャンスがあれば進んで旅に出た。見知らぬ国に着いて、どんなところなのかと思いつつ、その緊張感と期待感が交錯する魅惑に取りつかれていたような気がする。

仕事の面でも、海外出張の機会があれば、進んで行かせてもらった。海外事業部に属していたわけでもないのに、出張の頻度が極端に高かったのは、自主的にそれを求めていた結果だろう。

ＩＣＵの責任者として開発業務に専念していたときには年に数回程度だった海外出張も、企画に回った途端、大幅に増加するようになった。というより、自分でそうしかけたといったほうが適当かも知れない。

まずチャンスとして訪れたのが、業界団体が主宰する国際規格の仕事だった。ＩＥＣ（国際電気標準会議）とＩＳＯ（国際標準化機構）の業務依頼が次つぎと飛び込んでくる。必ずといっていいほど海外での会議を伴うので、これほど興味のある仕事はない、そう思って引き受けることにした。

今に残るＩＣＵ国際会議での主張

一九八一年秋、パリでのＩＥＣ国際会議への出席要請が来た。心電図モニタ個別規格の審議に、日本代表として出てほしいという。

まだヨーロッパへの直行便のない時代、成田からアラスカのアンカレッジで乗り継ぎ、北極経由でパリへ。北極上空での朝、とはいうものの、極地で日の出ている時間帯は何時であっても太陽が低い位置にある。真っ白い雪原の上を九時間以上も飛んだだろうか。

現地時刻の早朝、シャルル・ドゴール空港の冷気が時差ボケの目を覚ましてくれた。初めての国際会議、うまく説明できるだろうか。

そのときの会議の光景は、不思議と記憶に残っている。主張すべき項目はいくつかあったが、その中で鮮明に覚えている事項がある。会議の二か月くらい前に郵送されてきた原案に、いくつか不備が見つかっていたからだ。

その中の一つが心電図から心拍数を計数する方式に関する項目であった。原案では、心電図の疑似信号として矩形波によるパルスを使用する案が出ていた。これでは、真の心拍数計測性能のチェックにはほど遠いため、日本案として鋭角の三角波を使うべきだと主張

– 38 –　　　60601-2-27 © IEC:2011

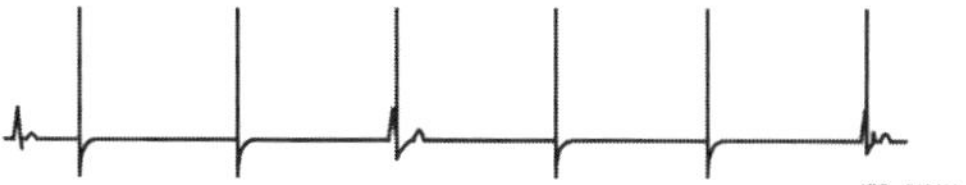

Figure 201.112 – Ineffective pacing (heart rate at 30 1/min, pacemaker pulse at 80 1/min)
(see 201.12.1.101.13)

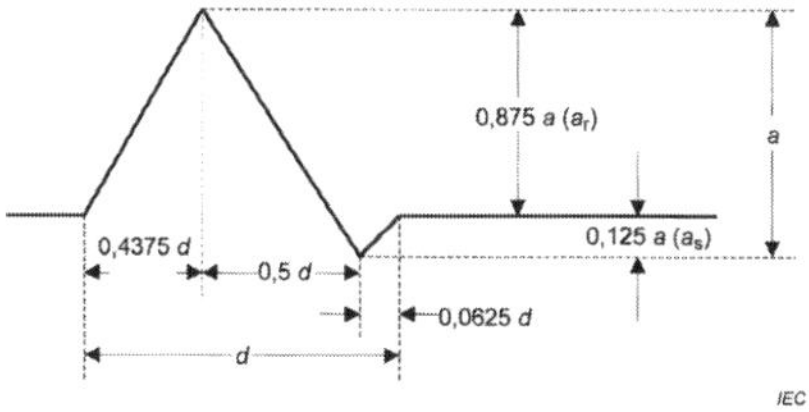

Figure 201.113 – Simulated QRS complex
(see 201.12.1.101.13, 201.12.1.101.14 and 201.12.1.101.15)

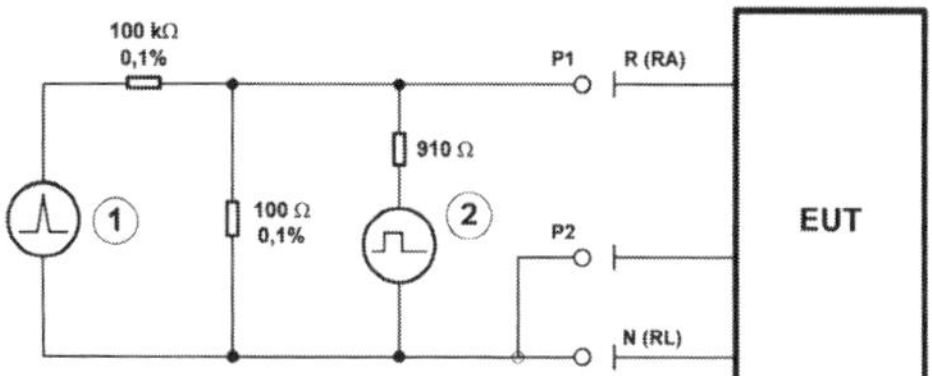

Components

① QRS simulator; output impedance < 1 kΩ and linearity ± 1 %; 1 V peak-to-valley, 40 Hz

② Pacemaker pulse generator; pulse amplitude 2,5 V, duration 2 ms and frequency of 1,7 Hz

NOTE Adjust pulse amplitude and duration as specified in 201.12.1.101.12 and 201.12.1.101.13.

Figure 201.114 – Pacemaker test circuit

図7　現在の IEC 規格にも使われている心電図モニタの規格

した。心電図のQRS波形は、三角波で近似したほうがより現実的だという理由も説明した。この説明は、あらかじめ日本で用意した図を持参して行ったため、説得力があったようで、各国の委員を納得させる効果があった。

現在のIEC60601-2-27心電図モニタEd3.0 2011-03を見ても、三〇年以上前の決議内容がそのままの形で使われており、懐かしい思いがする(図7)。この図を眺めると、パリでの会議室の情景やオランダ人のチェアマンの顔と重なる。

国際フォーラムへの参加

一九八三年二月、東京大学の都築正和教授（現日本国際医学協会会長）をコーディネータとして、台湾とマレーシアで、日本の医療機器産業を紹介するフォーラムが開催された。両国とも二日間ずつ行なわれたもので、日本の代表的メーカーが一〇数社参加する形式で実施された。両国からの参加者は病院関係者が多かったが、双方とも一〇〇名から一五〇名程度で、目論見どおりの成果があったと感じている。

筆者は、日本光電の主製品となった生体情報モニタを紹介するため、演題は「Recent Trend on Patient Monitoring System」として、約一時間の講演プラス質疑応答一〇数分という時間割が与えられた。

内容は、ＩＣＵ－７０００シリーズの設計思想・概要や特徴、日本での使われ方、といったもので、できる限り興味を引き出すように工夫した。じつをいうと、英語での発表は初体験だったこともあり、事前にスライド用の原稿を作り上げ、それを読み上げるだけで済むようにした。実際には、六〇枚ほどのスライドを作り、それに合わせた説明を朗読する形式にした。自身で作り上げた英文は、社内のネイティヴ・スピーカーにチェックしてもらった。

渡航前の一か月間くらい、毎日一回、テープレコーダに吹き込んでみて、発音と抑揚、それに所要時間をセルフチェック。英語を聞く耳だけは、長年の趣味、海外放送受信（ＢＣＬ）で鍛えてあるので、ほかには負けない自信があった。どこの国の訛りが入った英語なのかも即座にわかる、それが得意技なのである。だから、自分の発音のどこが悪いかすぐわかる。ただ、人前でのスピーチだけは、全くの初試練でもあった。

あまりに緊張している筆者を気遣って、海外経験の長い先輩が「話す前にちょっとワインでもひっかけたら」という知恵を教授してくれたものだ。

思わぬ効果が転がり込む

台湾での初日、成田で買ってきたウイスキーを一、二杯口に含み、壇上に上がった。と、どうだ、思わぬことが起きてしまった。スポットライトが煌々と原稿と筆者の顔を照らし出す。上気した顔から汗が噴き出してきて止まらない。読み上げる原稿の合間に発する「Next slide, please」のときを狙って汗をぬぐう。まさに「冷や汗」ならぬ「熱汗物語」とでもいえばよいのか。

暑さと格闘した一時間余りが終わって、聴衆からの二、三の質問に答えるころ、ようやく沈静状態を取り戻した。

引き続いて、クアラルンプールに移動し、同じ形式の講演になった。台湾でのたった一回の経験が、大きな自信を持たせてくれたものだ。もう、ウイスキーのお世話になることもなくなったのである。

約一週間の全工程を無事終了し、シンガポール経由での帰国となった。だが、筆者だけ団体から離れてシンガポール滞在を延長した。このままで帰国するのは、もったいない。できればシンガポールでも同じ機会が持てないのか。じつは、出発前に会社の海外事業部と相談し、現地代理店を紹介してもらった。主旨を話すと、それではシンガポール総合病院で講演してほしい、というオプションがついたのだ。

シンガポールの関係者数人を前に、同じスライドを使った講演をした。これが主任担当者の興味を引いたようで、帰国後に丁寧な礼状が送られてきた。それが二年後に大きな商談に結び付くことになるなど、全く予想さえできなかった。

海外での設置まで面倒を見ることに

シンガポール総合病院での講演のことなど忘れていたころ、同病院から大型のシステムを受注したとの話が舞い込んできた。

「すぐに行ってくれと言われても、パスポートを持っているのは君くらいだろう」というのが上司の出張命令だった。それが何を意味しているのか、数年間も部下を務めていればよくわかる。言外に「君が取ってきた受注なので、最後まで面倒を見てほしい」という意味が含まれている。筆者の思いと少しの狂いもない。

それまで、海外出張ともなれば、すべて自分のほうから探してきて、上長の承認を取っていたのだが、このときだけは上からの命令だった。

国内ではすでに一〇数年の経験があり、ワイヤレス方式は安定的なシステムとして定着していた。しかし、海外でのワイヤレスでのシステムともなると、実績はほとんどない。しかも、ナースステーションでの集中受信方式という要望なので、本格的なアンテナシステムの設置が必要という位置づけなのだ。

総合病院での設置作業は、アンテナや同軸ケーブル、コネクタ類などすべて事前準備が終わっていたので、現地の施工業者に依頼して順調に推移した。シンガポール滞在は、土・日を挟んで約一週間、最後の動作チェックまで、完璧に終了することができた。

アメリカへの進出が遅々として進まない中、東南アジアでの実績としては大きな第一歩となった。

中国対応は手探り状態

東南アジアだけでなく、中国本土も限りなく大きな市場を持っていることがわかっていて、早い段階から未来のターゲットの一つと考えられていた。

具体的な販売推進事業をことあるごとに立ち上げては、その模索が続いていた。

筆者自身も、直接的に関わった案件がいくつかある。主として、各種展示会を利用して技術交流会を開催し、その都度モニタ群に関するセミナーを挙行した。

主な開催地を挙げるなら、北京、上海、広州の三大都市はもちろんのこと、石家庄、承徳といった地方都市でのセミナーもある。

とはいえ、まだ、中国と日本では大きな経済格差が存在する時期であったため、せっかく担当病院や担当医師らが興味を持ってくれても、商売にまで結び付いた例はかなり少ないというのが、偽らざる結果であった。

ただ、アメリカとの違い、東南アジアとの違いといった環境そのものが持つ独特の特性については、大いに学ぶべき点があった。対象製品があってしかも市場があっても、売れるか売れないかという根本の決定には、全く異なった次元の要因が存在することが痛いほどよく理解できた。

いつものことながら、広州での展示会があれば、その帰途、香港に立ち寄り、ディーラーとの交流を深めることを忘れなかった。こうした地道な活動が、いつか、本当の商売につながることを念じつつ。

ヨーロッパ市場の探索と交流から

海外対応で、最も関心を持って力を入れた地域といえば、ヨーロッパであったと断言できる。

主な狙いは、二つに分けられる。もちろん、第一は日本光電のモニタ群をヨーロッパ諸国に展開すること。そして第二は、ヨーロッパ製品のうち日本光電で扱えそうな製品を探すこと。

第一の目的に関しては、内容が明白なので、改めて追記の必要もない。だが、第二の目的は、企画の担当として発想したことであり、独自性の強いものだった。

そのころ、モニタの開発販売だけでは一つの限界がある、という認識を強く持っており、どうすればいいのかを考え続けていた。というのは、モニタそのものの開発はほぼ目標どおりで、狙った標的を射たという自信を持っていた。だが、ことICUそのものの設備全体を見れば、モニタがすべてではないことも事実。モニタはICUにとって必需品だが、それだけではICU設備の中の部分的な役割しか果たせない。

ICUを運営・管理するドクターや看護師などから見れば、モニタは必需品の一つに過ぎない。不足しているものは、例えば人工呼吸器をはじめとする治療器や配管設備などであり、ＩＣＵやＣＣＵあるいは手術室を新設するようなケースでは、日本光電としてどうにかならないか言われ続けてきたものである。人工呼吸器設置などの話に乗ってあげられないのであった。

歴史的な話をするなら、「治療器はやらない」という掟のような社是が存在していた背景がある。したがって、クリティカルケア領域に商品を供給する段になると、決まって人工呼吸器の話などには無関心な状況が続いていた。

この矛盾はいずれ打破しないといけない、といつも心に刻んでいた経緯がある。それならいっそのこと、ヨーロッパのメーカーで人工呼吸器を専門とするところと手を組めばいいではないか、と考えていたのだ。

ただし、会社としては、こうした漠然とした課題に対して、それほど積極的でなかったことも事実である。それはよくうなずける。海のものとも山のものともわからない事業、採算が取れるのかどうかも不明確な事業に、積極的に参画しようという気など出てくるはずもない。

こうした状況下で考えたのが、ヨーロッパ出張時には必ずといっていいほど、現地の代理店を回ることと同時に、人工呼吸器などのメーカーを訪問することだった。ともすれば、ついでに回ったことになるが、事情が事情なだけにやむを得なかったのである。

さらに刺激的な道を選ぶべきか

市場開拓のためによく利用したのは、ＩＳＯ会議出席のためのヨーロッパ出張時の企業訪問である。ＩＥＣとともにＩＳＯ委員の委託を受けていたので、年に二回程度といえども、主にはヨーロッパの諸国を回った。年代順に並べてみると、イタリア、イギリス、スイス、スウェーデン、オランダ、フィンランド、ドイツとなる。

ついでにと書いたが、会社からの命令があったわけでなく、自分で探索するあるいは開拓すると決めた方針だけに、その真剣さは尋常ではなかった。

もしも、何も土産さえ持ち帰ることができなければ、完全な失策となる。それは、必ず自分に返ってくる。だから、自主的な行動とはいえ、より責任感が増した業務と受け止めていた。

しかし、自主的な仕事ほど、そして開拓的な仕事ほど面白いものはない。そのことに興味を持ち続けられないなら話は別だが、非常にやりがいのある仕事だと思うようになってきた。

機器開発と違って、市場開拓や他社製品の発掘というような、相手のある勝負だと感じていた。

そんな中、具体的な話もいくつかあった。これまで受け身だった代理店にしてみれば、「開発した本人からの直接の売り込み」とあって、営業専門家の話とは異次元の説得に耳を傾けてくれる効果があった。それにもまして刺激的だったのは、自分で開発した製品への評価が、「外国人」といういわば第三者から下される体験だ。自分の作品のようにも思える製品を第三者はどう見てくれるのか。行く先ざきでの反応に、国内営業では感じたことのない「異質の刺激」を快く感じ取っていた。それは、常に勝利とはいかない。だからこそ、面白い。

こういう世界があると知ることで、海外への興味はますます深められていったのだ。

11　自己実現の夢に向けて

開発責任者復帰への強い要望

企画の仕事は、もちろん海外戦略に中心があったわけでない。むしろ、国内への販売促進や業界での外部折衝の比率が圧倒的に高かった。

ＩＣＵプロジェクトのリーダ時代から、国内販売に対して、担当営業員と拠点病院に同行セールスすることも多かったし、企画に転じてから、その頻度が多くなっただけの話である。

そのころから、販売関係の各地の責任者や担当者との交流は非常に多く、また麻酔科や救急関係のユーザーとの直接の接触も多かった。結局は、外交に対する自身の姿勢を示すことが、製品へのフィードバックに重要と考えていたからだ。

それゆえに、「モニタの顔」という位置づけとなり、ありがたいことに、モニタの国内販売における評判はこれ以上ないほど高かった。いつしか、「ミスター監視装置」というニックネームで呼ばれるようになっていたのは、たぶん販売関係の担当者の命名だろう。問題は、むしろ企画に移ってから生まれたようだった。というのは、販売担当にしてみれば、いつの間にか開発責任者不在の状況が生まれたように感じ取ったからに違いない。

一九八〇年代の中盤、会社は取引先の大きなトラブルの巻き添えを食って、部長は外部機関に留め置かれ一か月も会社に戻れないという状況があった。それで筆者は社長から部長代行を命じられた。部内を落ち着かせるため、四〇名全員を一堂に集めて事情説明。「今は一致団結が必要な時、力を合わせて業務に励んでほしい、必ず解決の方向にゆく」と力説した。会社から、何とか部を統率してもらいたい、と期待されていることも感じ取っていた。

と同時に、外部機関と折衝し、部長の早期復帰を強く要請した。この折衝を行なえるのは部長代行を仰せつかっている筆者自身しかいない、とも認識していた。その甲斐もあって、部長の比較的早期の帰任が実現した。このとき部長本人は、一月も会社に戻れなかったことなどに対して、やり場のない憤りを感じていたのであろう。だが数か月後、そのやり場は、筆者の処遇に向けられることになった。

人事異動で無任所の「副部長」といういわば冷遇の扱いがそれだ。「君には上に上がってもらいたい」と筆者に言った本人による任命の件でもあり、確かめておかなければと思い、一度だけ部長宅を訪れたことがある。確かめるといっても、「最初の話と違いますが」と言ってみただけだ。部長は返答に窮した挙句、「人事のことは約束できない」と言う。何をバカなことを。大事な約束まで破って平気なのかと思ったが、まともに話のできる相手ではないことも悟った。

くだらない議論をしているよりも、どうすれば「さらに売れるような製品を作り上げられるか」を考えることが大切だ。仕事、実務、実業が第一であって、部長になっても「休まず、遅刻せず、何もせず」というのでは、価値観があまりに違い過ぎる。

この件に関連して戸惑ったのは、特に販売の責任者たちから、筆者に「慰め」のような話をもらうことが多くなったことだ。それは、この機会にぜひモニタ開発部隊のリーダーに復帰してほしいという要望でもあった。

自己実現の上で会社の業績向上にもつながることを願う気持ちこそ、企業人の道なのではないのか。「人生には階段の踊り場のような時がある」と言ってくれた販売責任者もいる。筆者の心を温め続けてくれた人たちが大勢いる。一人一人名前を挙げて感謝したいくらいだ。それ以上に、何も望むことはなかった。

「副部長ファンクラブ」からの応援

もっと違った面から、記しておきたいことがある。同じ部内からも筆者に同情的な話が出てきたことだ。関連の課長たちから、何か助けになることはないのかという感動もののことばが多く発せられるようになった。

普通の人間なら、少しは恨みや泣きごとが出るかも知れない。ところが、名誉や地位にほとんど興味のない人間にしてみれば、そんな感情さえわかない。

仕事の面ではもっと上をという気持ちは強いが、人の上に立って何もできなくなったら大変だ。この際、「死んだふりでもしておこうか」と思った。そのほうがはるかに楽だし、それに自分で志向する方向性が打ち出せている。強がりでなく、そういう意志にかけては人に負けない、という自負もある。

もう一つ、少しうれしいと思ったことがあった。会社のトラブル解消後、完全なスタッフという位置づけにされて、担当副部長という肩書きを与えられていた。

周りの人は、真実を見ているものだと感じたのだが、直接に業務に携わっていない事務系統の女性社員たちが、副部長ファンクラブを作ってくれていることがわかったからである。

実際の仕事に関わらない人たちも、筆者の仕事の仕方、もっと言うと生き方のようなものに賛同してくれているというわけだ。

本当の姿、本当の仕事の仕方――そういう事実は、傍から見ていても伝わるものなのかも知れない。人間は、地位を与えられたらできることがある、しかし、地位が与えられなくてもできることもある。

ヨーロッパ難業出張の先に見える航路

一九八七年秋、モスクワ・シェレメーティヴォ空港での話。ＩＳＯ国際会議を終えて向かおうとしたコペンハーゲン行きのはずの便が、ストックホルム行きとの表示が出ている。便名は同じなのに、なぜ行き先が違うのか。

半信半疑で尋ねた航空会社の窓口で、大きな食い違いが生じていることが判明した。その便の最終到着地はコペンハーゲンで、ストックホルムは途中の中継地だった。間違っていたのは、到着時刻として目的地のコペンハーゲンでなく途中のストックホルム到着時刻が印刷されていたこと。コペンハーゲンの到着時刻を調べてもらったら、ハンブルグへの乗り継ぎ便に間に合わない。

日本出発前に大手旅行社が発行した航空券と旅程表ともにダブルミス。一体、どうなるのか。じたばたしても仕方がないので、とりあえず、そのままストックホルムに向かった。トランジットの間に、訪問先のドイツの医療機器メーカー、ドレーガー社に電話連絡、「今日中に行き着けるかどうかわからない」と話したら、「ともかく明日になってもよいので来てくれ」と言って電話は切れた。

コペンハーゲン空港、予定のハンブルグ行きの便はとっくに離陸済み、二〇人乗りのホッパーという型式の飛行機が一日に七便ほど出ていた。次に出る便への搭乗を要求してみたが連続三便とも無理、最終便なら空席があると判明した。それに乗れば、ハンブルグへの到着が夜の一〇時過ぎ、そこからタクシーでリューベックまで行くことを計算すると、ホテル到着は深夜になる。そこから、再び電話連絡したら、「わかった、ホテルのロビーで飲んでいるので、何時になってもかまわない」という。

ハンブルグに着いたもののまた困ったことが起きた。悪い予感が当たってしまったのだが、スーツケースが出てこない。人と荷物が同一の便でないのでやむを得ないのだが、夜中の暗いスーツケース置き場に連れていかれた。なぜ別なのか説明してもわかってもらえない。検察官まがいの係官は、内容物をチェックするのでカギを開けろという。この二〇日間分の生活用品すべてを綿密に調べられた。

深夜のアウトバーンで、タクシー運転手にできるだけ速くといってみたが、一六〇キロが精いっぱい。着いたのは川沿いの小さなホテル。相当飲んだ挙句、酔い覚ましでもしていたのだろうか、ドレーガー社の二人が待っていてくれた。「ビールでも飲んで」と言ってくれたが、中ジョッキを一杯飲み干すころ、もう午前一時を過ぎていた。

当時のソ連と西ドイツの時差二時間を加えて、長いトラブル続きの一日が終わった。

三日間の工場見学のはずなのに

明日はゆっくりでいいので、十一時に会社に来てくれと言われ、眠れぬ夜を過ごしてドレーガー社へ。数万人の社員を抱える大企業とあって、町全体に占める同社就業人口比率がものすごく高い。会社の町に占める所有面積とて、ただごとでない。

三日間の長期間滞在を要望してきたのは、IECやISO会議で顔見知りの委員であり、目論見はいくつかあった。会社対会社というより、個人対個人という色彩が強かった。

筆者の狙いは、同社の人工呼吸器や経皮血中ガスモニタが中心で、逆の方向性として、日本光電のモニタ群を売り込みたい、ということが関心事。国際会議での情報交換を重ねるうちに、「ぜひ、時間を取って来社してほしい」という招待を受けていた。ちょうど、ヨーロッパへの出張時ということで、モスクワ会議の時期がタイミング的にも好都合ということになっていた。

まずは、ビデオやスライドを使いながら、同社の歴史をはじめとする全貌の紹介があった。その後、工場見学となったのだが、そのスケールの大きさに度肝を抜かれた。

夕方からは市内の観光ツアーも組まれ、大勢のスタッフを巻き込んだいわゆるＶＩＰ対応をしてもらった。まだ、何の契約さえなかった。しかし、何かのきっかけができればという目論見の訪問にしては、同社の思わぬ歓迎ムードに接して、大いに感謝しなければならないと思った。

二日目、三日目は各論ということで、主目的の人工呼吸器・麻酔器やモニタ関連の情報交換の場となった。

周辺ツアーとして東西ドイツの国境を見て、かつて東ドイツに出張した折に味わった緊張感が呼び覚まされた。平和な街と感じていたこの地方都市も一歩外に出ただけで、緩衝地帯が広がる。まだ、そんな時代だった。

この初めてのドレーガー訪問により、同社と日本光電の門戸が開かれたことになる。個人にとっても会社にとっても、大いに意義のある四泊五日だったと思う。

突然の電話の重み

時期としては全く偶然ともいえるのだが、西ドイツから帰国して間もなく、突然、会社に聞いたことのないところから電話がかかってきた。

聞けば、アメリカに拠点を持つエグゼクティヴ・サーチの会社から。「ヨーロッパの会社の幹部が話を聞きたいといっている」という趣旨だった。できれば、帝国ホテルのロビーに来てほしいというので、指定された場所に出向いた。

ヨーロッパの会社というのがヒントになったものの、これまで実際商談に訪問した人工呼吸器の会社だけでもドレーガーをはじめとする四社にのぼる。しかし、ドレーガーでは訪問からあまりに日が浅すぎるので、この中から省くべきだろうと考えた。

ほぼ予想どおり、接触してきたのは残りの三社のうちの一社コントロン・インスツルメンツだった。ところが、会社名は予想どおりだったが、話の内容は全く別物。筆者個人への興味であり、できれば転職してほしい、という勧誘だった。

それまでも、国内の他社や海外のいくつかの会社から、展示会や集会などの折に、それらしき勧誘がかなりあるな、と感じていた矢先。だが、具体的な話となれば数社に絞れる程度しかなかった。

かつて、コントロン・インスツルメンツは日本光電に接触してきた事実があり、その矢面に立っていたのが筆者であることも事実。実際の商談としては、ＩＣＵ－７０００のセントラルモニタを買いたいというものだった。これに対して、日本光電サイドが必要としていたのは人工呼吸器や経皮血中ガスモニタであり、その関係はドレーガーと全く同一。しかし、相互協力関係の話が進展しているわけではなかった。

突然のことである上、話の重大さに心が揺れた。自分のやりたいこと、海外メーカー勤務、これまでの経験の延長、その上かなりの処遇。しばらく考えさせてほしい、と言って二週間ばかり時間をもらうことにした。渡りに船というのに近いが、日本光電に長期間在籍している以上、その了解も必須だろう。

海外メーカーとの協業から始まったのだが

人工呼吸器に絡めて始まったヨーロッパメーカーとの協業への模索は、一気に自分自身だけが新しい段階を駆け上がるような展開になった。本来なら、自分で仕掛けた方向性なのだが、その仕掛けが急速に具体化し始めたという感じだ。

そもそも、アメリカでの世界集中治療医学会への展示を提起したことがその発端だが、そこでセントラルモニタの引き合いを提案したのはコントロン側だった。そこから、コントロンの特性を知った筆者が窓口的に対応していたことも真実。

ところが、こういうきっかけから、今回のような思い切った別提案を仕掛けてきたのはコントロン側だ。仕掛けたり仕掛けられたりの連続だが、全く予期せぬ展開に心躍るような気持ちになった。周りにはほとんど相談しなかったが、何か運命的な巡り合わせのような気がしてきた。いち早く前向きな返答をしたいと思ったが、ことを急ぐ必要性は全くない。従業員として雇用してもらっている限り、まずは日本光電側の了解を得る必要があるからだ。

荻野社長はご高齢でもあるし、次期社長として決まっている副社長に相談するのがベストだろうと考えた。話を切り出した途端、副社長は絶句、じっと下を向いたまま、短く「会社の顔を失ってしまう」と言われた。

「自分勝手なことで大変申し訳ありませんが、別な形で協力させていただきたいと思います」とお願いした。実際に、両社の協力話から生まれた話であり、何らかの協業体制が取れればベターと念願したものだ。

「潮時」は実際に存在する

　必然と偶然が同居しているような事態、しかも、自主的にその行方を探ったともいえる状況に加え、タイミングという要素も大きい。今、決断しなかったら、もう二度とこういう状況が生まれる可能性も低い。

　日本光電に内諾を得た後、来日したコントロンのレオーネ社長と面会することになった。面接というべきだが、すでに何回も顔を合わせている関係上、儀礼的な調印式という感じが強い。

　同社長からは、予想どおりのことばをいただいた。「これまでの経験を生かして、とくにクリティカルケア領域で展開のために力を貸してほしい」というのが趣旨だ。

　これまでと対象商品が全く異なるが、日本光電時代にはむしろほしいと感じていた人工呼吸器や経皮血中ガスモニタが中心であり、日本光電側から見れば補完製品群と受け取れる。このことが、筆者の決断を後押ししてくれる要素となった。同じ領域といえども、まともに衝突する競合品でない。

　競合品といえば、一つ気がかりだったのは、ドレーガーと日本光電の関係だ。個人的要素が強いことはわかっていても、これからは会社対会社での関係に移行するだろう。ぜひそうあってほしいと念ずるより仕方がなかった。

国内の会社に長年勤務しながら、海外進出をとタイミングを計っていたのだが、これ以上ない業務内容と処遇に、夢が叶いつつあるという実感を持っていた。それに「潮時」というのがぴったり、という感じさえしていた。

感情として熱くなっても判断は冷静に

日本光電の仕事に未練はなかったのかと問われて、「なかった」と言えばうそになる。しかし、ICU−7000以降、自分自身の働きに不満を覚えていたし、会社への貢献度も相当落ちているだろうなとも感じていた。だが、もっとできる、という気持ちを持ち続けた時間も長い。会社スタッフとして働いた業務は、売上金額に換算できない「異質の貢献」でもあったはずだ。

副社長との話し合いが終わった後、人事部長から呼び出しを受けた。会社としては、「誠に申し訳ないことをした」と逆に謝罪された。「この状況は、会社全体としてもつかんでいたし、そろそろ所属を変えるべきという認識になっていた。その矢先のことだったので、どうしようもなかった」」、という。確かに、部長代行以来、会社の方針と筆者の処遇が逆行していたことも公然の事実である。折しも、定例の人事異動の一、二か月前だったので、人事部長の話は社交辞令ではなく、その配慮に対してはこちらからもお礼を言った。

感情としては複雑ながら熱いものがあったが、意思決定は冷静にと心がけていたつもりだ。

筆者に対する日本光電の会社としての方針と実際の処遇については、確かに乖離があった。ただ、この事例が会社の教訓として生かされればいいのではないのか。それ以上は、一担当として言うことではない。

送別会の場所がない

忘れられないエピソードがある。かつてICUモニタを一緒に開発した後輩たちが中心になって、送別会を開いてくれたことだ。じつは面白いことになった。

送別会を開くとアナウンスした途端に、出席希望者が殺到、ついに九〇名もの希望者が出ていることが判明した。困ったのは後輩の幹事たちで、会社の近くにこれだけの大人数が参加できる会場がないというのだ。ようやく見つけたのが、中野サンプラザ内のホール。

ここを利用する算段となった。何しろ、所属する部の総勢でも四〇名余りの時代、無任所の一副部長のための参加者が全社に広がるという異例の事態だった。非常にうれしいことに違いないが、こんなに多くの人たちが、自分のことを思ってくれているということを心の底からありがたいと思い、そのことを別れの挨拶の中で話した。勤務会社は不連続でも、仕事はこのままの延長線上にあるという認識を持っている、全力で頑張るつもり、というようなことも話した。

何人かの送別の辞をいただいた中で、大学同窓の先輩のことばに、もしかしたら全体の参集者の共通意識が含まれているように思われた。女性の先輩なのだが、一連の激励の後に、「けしからん」という男性ことばを、ユーモアを込めて付け加えたのだ。多くの社員の中にも、そういう感情が存在することを、真実の叫びとして聞いたものだ。と同時に、その一言の中には、世界に進出ゆくかのような後輩に対する一縷のうらやましさがあったのかも知れない。

もう一人、ＩＣＵ課の前任者のことばがあった。「ともかくこんなショッキングなことはない」、と言ったのだ。前任者ゆえに、同じ課で働いた経験は皆無。それなのに、筆者のことを自分のことのように思っていてくれたことがわかって、これは心に刺さった。

明確な目標、それがあるから努力する

コントロンへのこちらからの要望は、ただ一つ。「ＩＳＯの活動はコントロンの仕事として継続させてほしい」、というものだった。もちろん、すぐに直接業務に結び付くわけがないのだが、その希望もすんなり受け入れてもらった。

コントロンの日本支社は、当時日本一の地価を誇っていた三番町の一角のビルに入っていた。自宅からの通勤時間は一時間余りで、これまでの日本光電への道のりとほぼ同等。違うのは、都心に存在するということだ。環境ががらりと変わり、本当の東京勤務を味わうことになった。

初出勤の日、まずは三か月の試用期間という限定付きで、クリティカルケア担当部長という肩書が与えられた。会社が変わっても業務分掌は不変、というよりそのままといっていいほど酷似していた。だが、業務内容そのものへの要求は、かなり厳しいものであった。与えられる任務が厳しければ厳しいほど、筆者はうれしい。「何をしてもいいよ」というのが「何もしなくていいよ」ということと等価であることは、前述のとおりである。

もし、上から何も指示がないなら、自分でテーマを探して、「こうしたい」と言って許可

を取る。この場合、自由でありながら自己責任が伴う。それに対して、上から厳しい要求があれば、それを全うするという行き方もある。筆者は、後者を好むタイプだ。その代り、ダメだったら前者と同じく責任を取ることも覚悟しなければならない。いくら契約があるといっても、目標が達成できないなら、即クビだってありうる。

三か月後には、クリティカルケア部門を独立してその責任者になることも予定されていた。そして与えられた第一の命題が、日本における新生児市場の確立というテーマだった。それには、売り上げ目標も明確に設定されていた。

もう後がないという覚悟も

ストレスやプレッシャーには至って強いほうだ、と自認している。そんなものがないほうが至って楽だが、温床のような環境はあまり好ましいとは思わない。

社内会議はもちろん英語、レポートや社内書類の作成などもすべて英語、慣れないうちは少々戸惑ったが、そんなことは慣れてしまえばどうってこともない。

勝手があまりに違うので、ストレスになるかといったら、そうでもない。会議の議長も持ち回り制だが、むしろ楽しむように心がけた。ときには、激しい議論もある。しかし、海外ではこれが普通と考えれば、そういう場に慣れるのも早い。国際会議や他社との折衝経験から、予想の範囲内だったからでもある。

会議の場では、結構言い合いがあっても、結論が出なければ即採決、後に残らない。会議時間も三〇分と決められていたので、日本企業で慣れていた二時間会議のだらだらした感じがなくなった。味も素っ気もないと表現することも可能だが、それがビジネスの基本と思えば、それでＯＫ。「三〇分の重みや大切さ」さえ感じられるようになる。

したがって、部内会議もできる限りその方式に従うよう努力した。要点だけ指示して、後は部下の努力を促すだけだ。

自分自身にも厳しくして、もう後がないという緊張感を持つことも必要である。安易な目標を達成したって面白くもないが、努力して勝ち得たときの喜びほど大きいものはない。

仕事への姿勢が仕事を呼ぶ

「仕事はできる人のところに集まる」と言われる。なぜだろうか。

それには一理あって、周りの人がそうさせるというのが第一の理由だろう。そもそも、会社の仕事であれ、公共事業のような仕事であれ、一人単独で行なうケースは少ない。仕事環境というのは、多かれ少なかれ共同作業とか分担作業などによって成り立っていて、個人的な要素は極めて少ないのが特徴だ。したがって、一人の担当者が受け持つ割合は、分担時には同じでも、早く片づけてしまう人には、まだ終了できずにいる人の分まで回ってくる。

しかも、仕事そのものを喜んで前向きに処理する人には、他の人からの仕事が回ってきやすい。仕事を依頼する人にとっても、早く効率的に処理してもらえるなら、また頼もうという気持ちが起こる。

一方、いやいやながらする仕事だと、いつになっても終わらない。終わらないというより、「終わらせ方を知らない」というべきなのか。筆者の一番嫌うタイプだ。

移籍した当初からめちゃくちゃ忙しかった。何しろ、自分ですべてをやらなければならない。技術のこと、販売のこと、メンテナンスのこと、国内外の出張は日常茶飯事だが、仕事をしている時間ほど充実感を味わうことができる。

自分でいうのもおかしいが、当時「猛烈社員」ということばがはやっていた。朝は一番で出社し、帰りは一番遅い。そんな筆者を見て、「超多忙の中でも、仕事を楽しんでしているように見える」というのが、同僚の感想だった。「水を得た魚」と評されたのも、そのころのことだ。

日本光電との橋渡し役に

　コントロンへ移籍して三か月くらいたったころだろうか。真相を伝える機会を失した荻野社長に、退職の挨拶と二五年間にわたってお世話になったお礼の書簡を出した。すぐに丁寧な返答をいただき、ご自身も気づいていたし、日本光電も反省しているというような文面だった。環境は異なっても元気で頑張ってほしいと、激励のことばも付け加えられていた。

　移籍後、しばしの間終息していた日本光電との交流も多くなった。いろいろな商談を持ってコントロンを訪れてくれる関係者たちも多くなった。もちろん、いくつかの商談がまとまり、両社の橋渡し役ができたと感じている。

　一番は、コントロン製品を日本光電の販売部門が売ってくれたこと。それだけでも、コントロンとの関係を維持し、拡張してくれた方がたには、心から感謝している。

　課題は、日本光電の有していない経皮血中ガスモニタの国内独占販売のことだった。こちらは心残りがあるが、結果としては成功に至らなかった。

　さらには、個人的な難問を持ちかけられたこともある。じつは、日本光電の役員から何回も呼び出された。それも、別々の役員が一人ずつで、都合三名。話の趣旨は、決まって日本光電に戻ってほしいという勧誘だった。聞けば、日本光電の株が下がり続けてしまって止まらない、復帰してモニタ群を見てほしいという。こちらとしては、ややうれしい気分がしたものだが、一度決めて別の方向に走り出している。「大会社がそんな些細なことで崩れるはずがない、しっかり腰を落ち着けて、全員で力を合わせて対応すれば大丈夫」と、もとは上層部だった役員たちを激励する役に。

もう一方で、こちらの心が微動だにすることはなかった。

12　実業に集中できる時間

多国籍企業のユニークな特質

国内での仕事とは別に、海外での活動が非常に多くなった。なぜなら、コントロン自体が多国籍企業であり、主たる工場だけでもイギリス（クリティカルケア製品群）、スイス（新生児用製品群）、イタリア（呼吸系製品群）、フランス（検査分析用製品群）、アメリカ（循環系製品群）にあった。

この中で、日本支社と関係の深いところがイギリス、スイス、イタリアの工場であり、それら三国との業務が日常となった。同じヨーロッパの国といえども、それぞれのお国柄が全面に出ており、それなりの特徴を備えている。

日本は工場を持たない分、主務は販売であった。ところが、製品群別に国際担当役員のような存在の幹部がいる構成となっているため、これが国内企業との大きな相違点でもある。

具体的にいうなら、販売業務のトップは日本に存在していても、クリティカルケア業務のトップは海外にいるというわけで、筆者のレポート提出先は、日本とヨーロッパに存在していた。つまり、マトリックス形式の組織体が組まれていたことになる。

クリティカルケアの各国の責任者は、定期的にイギリスに集まり、年に二、三回クリティカルケア会議のような催しに出席する。新製品紹介や説明、各国における販売状況の報告、相互意見交換といった一連のプログラムによって進行される。それをもとに、将来像も含めたビジネスプランができあがっていった。

一つ、エピソードを紹介しておこう。日本支社は東南アジア支社とオーストラリア支社などを一緒のコントロール下においていたため、国際組織としてはファー・イーストと呼ばれていた。会議の席での報告時に指名を受ける際などに、このタームが頻繁に使われる。だが、指名される側にしてみると、いかにも「世界の最果ての地」というような意味を連想して、少しムッとしたものだ。確かに、経度零度のグリニッジが存在するイギリスから見れば、経度で一三五度も離れた日本がそう見えるのも仕方ない。文句をいってもどうしようもない、実績で示すしかない、と心に決めたものだ。

縦系列だけの企業との違い、柔軟性を秘めたマトリックス体系の組織に触れて、物の考え方の違いや世界の広さを実感できたことが大きい。

スイスの古都バーゼルにて

コントロンのスイス工場は、フランス・ドイツとの三国が接する古都・バーゼルにある。小さな空港を利用したこともあるが、日本から直行便のあるチューリッヒで宿泊するのが常で、そこから片道四、五〇分の急行で通勤するのが日課だった。

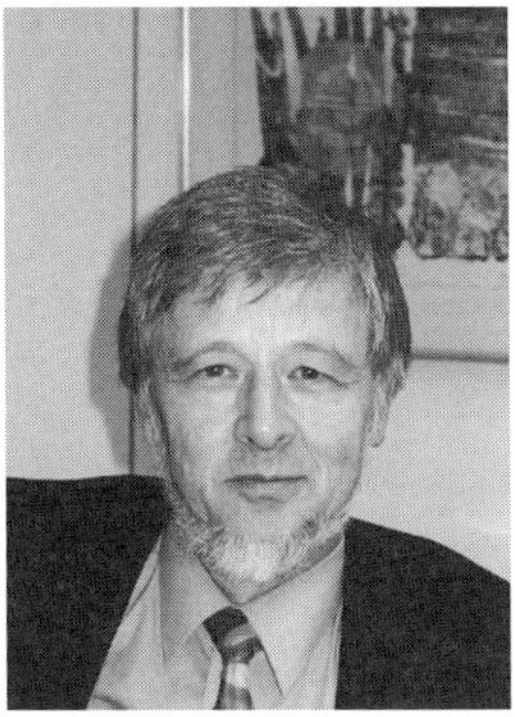

図8 エヴァハード氏

その工場の前身は大手製薬会社・ロシュのME部門をコントロンが買収した歴史がある。一番得意でかつ伝統的な業務が経皮血中ガスモニタのセンサの研究、開発、製造という一連の流れだ。

中でも主任技術者のエヴァハードは、血中酸素分圧センサの発明者としても知られる(図8)。主製品となったコンビセンサ（酸素センサ＋炭酸ガスセンサ）は、日本でも未熟児・新生児分野で普及しており、新生児モニタの中心的な機能を担っている。

日本側との共同開発としては、パルスオキシメータ用センサがあり、この件については別章で詳述する。

日本との共同開発といえば、経皮血中ガスモニタの日本語表示化も挙げることができる。当時は、カタカナ表記しか解決の道がなく、全画面の日本語化を現地で行なったこともある。三、四日連続での業務は、「力仕事」以外の何ものでもなく、全部終了したときには、文字どおり「どっと力が抜ける」思いがした。

エヴァハードには、何回となく日本に来てもらったことがある。筆者と同じ年代に属するが、電気化学が専攻とあって、異次元の知見を教えてもらったことを思い出す。

印象に残るのは、経皮血中ガスモニタ用センサの校正についての質問に対する回答だ。こちらからの質問は、次のようなものだった。一般的なセンサ類は、一度校正が終わればすべて終了する。それに対して、このセンサは一度目で校正ができない場合でも、二度目の再校正をすると校正可能になることが多い。「通常のセンサでは考えられないことが起こるのはなぜか」というものだ。これに対して、彼の答えは極めて的を射たものだった。「これぞ、純電子技術と電気化学技術の違いだ」との回答。純電気現象なら再現性はあるが、化学変化は経時的な変動があるし、環境に影響を受けることもあるというわけだ。なるほど、とえらく感心した記憶がある。

校正ガスの課題は別のところにある

経皮血中ガスモニタの測定値の校正には、標準濃度のガスを使用する。その校正用のガスは、高圧でボンベに詰め込まれた製品として販売されている。世界中にメーカーが一社しかないという限定品だが、測定前にこの標準ガスをセンサ表面に当てて、校正する方法が取られている。

したがって、このガスもモニタ本体とは別に輸入する手段が必要だ。問題は、輸入の際の厳しい税関検査にあった。高圧ガスゆえに、薬事上の申請事項、製造年月日や製造番号などがインボイスと完全に一致しなければ、輸入許可が下りない。

時どきではあるが、製造番号が違っていたりすると、全品返送というような措置さえ取られる。あるとき何らかの理由でこれが成田に足止めになり、輸入許可が下りない事態に遭遇した。日本のユーザーはこれがないとモニタが使えなくなるので、欠品は許されない状況。そんなとき、外国人である会社のトップは、業を煮やし「俺が厚生省に直談判に行ってくる」と言う。

そんなことをされたら、会社自体がブラックリストに乗ってしまうと言って押し止めて、何とか税関に話ができないか策略を練った。だが、それも不調に終わったため、トップに報告に行ったら、大声を上げて怒られる事態に。そんな子供のようなことを言われても……。

そのことを技術部長のところへボヤキに行って、「まるで春雷みたいだよ」と言ったことがある。なにかを察したのであろう、トップがすぐさま筆者の後を追ってきて、「シュンライって何ですか」と日本語で訊いてきた。エッ、後ろで聞いていたのかと思ったが、もう遅い。

ことの重大性（?）を察した技術部長は、とっさに「社長、日本では春雷はおめでたいできごとの前触れといわれています」といったものだ。とはいうものの、ことの本質が社長に理解できたかどうかは知る由もない。

数日後、技術部長の予言どおり、成田での通関が完了したとの朗報が入った。

校正不要の装置ができないのか

ある日本のメーカーから、ＯＥＭ製品としての要求が出たことがある。経皮血中ガスモニタを在宅用の呼吸機器と組み合わせて販売したいという要望だった。

ところが、いくつか課題があることが判明した。一つは、校正が必要というこの製品特有の性質に関わる問題だった。酸素にしろ炭酸ガスにしろ、実際の標準ガスを測定前にセンサ表面に当てる方式のため、数分間の校正時間を要する。

これがパルスオキシメータなどと比較して、大きなハンデとなっている。その方式を改善する方式はないのか、バーゼルの技術陣と何回も打ち合わせを持ったが、未解決のままだ。この点が、経皮血中ガスモニタの最大のデメリットということができる。例えばの話、この点での解決が図れれば、同機種のモニタは飛躍的な展開が期待できるはずだが……。

というのは、「経皮」の名が示すとおり、非観血的な方法論により、血液中のガス分圧がmmHg単位で測定できる特質は他に類を見ない。この点はパルスオキシメータより優れているし、第一、炭酸ガスまで計れることで大きなメリットも持っているからである。

華やかな街・ミラノの工場にて

クリティカルケア部門に関連する製品の一つに人工呼吸器があり、ミラノの郊外にある工場で生産している。街の華やかなイメージとは裏腹に町工場という雰囲気を持ち、頑丈さが売り物のような工場だ。

ここで生産している人工呼吸器を日本で売れるようにしたいというのが会社の意向であった。その要求に何とか応えたいと、思い付くままに作戦を練った。

下衆な話をすることになるが、海外メーカーといえども「ごますり」のような行為は、たまにはある。上にいい顔をするのも、生きる上では必要なのかもしれない。

そういう下心がなかったとはいわないが、ミラノにはクリティカルケアの国際担当役員がいた。そのことから、ここに足を運ぶ一つの理由となったことは否めない。いくら日本での人工呼吸器販売は難題だといっても、何の努力もしないということが許されるはずがない。

一九九〇年代の初頭、日本の著名ドクター数名にミラノまで行ってもらい、製品評価をしてもらうことになった。

工場が開く朝一番から、入り口で担当者の迎えを待っていたときのことだ。何人か、顔見知りの社員が挨拶をして通り過ぎる。すると、クリティカルケア担当の一人が通りかかり、筆者の名を呼んだあと、今日は何の用だというような立ち話をしてから入室していった。これを見た日本のドクターが、「久保田さんは、ここの社員なんですネ」とえらく感心した様子。確かに、はるか日本から尋ねてもらった第三者からすれば、頭ではわかっているつもりでも、「実際の社員であること」を実感するには、違和感があるのだろう。

人工呼吸器の実機や作業現場を回りつつ、ディスカッションしていただいたのだが、日本に流通している機器との呼吸モードの違いなどが指摘され、機種によるスペックの違いが大きいことが課題とされた。

その後も、日本のメーカーとの相互乗り入れなどの検討も行なってみたが、最終的にはあきらめざるを得なくなった。

国内の販売体制整う

コントロンの日本支社での主務は、最初から経皮血中ガスモニタや、そのモジュールを含んだモニタ群の市場定着だった。

とくに、経皮血中ガスモニタ単体機は、世界的にも他社の製品などに比較しても優位性を保ち、セールス網さえ整えば一定量の販売が可能な状況にあった。ところが、専業セールスマンは数人しか確保できない上、国内各地域に販売代理店が散在している状況で、効率的な販売体制ができていなかった。この状況はすぐに解決する方法が見いだせないまま、一年余りが経過してしまった。

何はともあれ、この課題を解決しない限り、根本的な対策ができたとはいえないので、まずは総代理店にふさわしいディーラーを探すことにした。そこで浮上した候補がA社だった。

この解決法にはやや厄介な問題点があることがわかっていた。A社との契約前に、各地域にある代理店との契約を解消する必要がある。もちろん、法律上もそうだが、商道徳上の慣例や儀礼といったものもクリアしなければならない。事実上、規模の小さな代理店ほどかえってその影響も大きい。しかし、はっきりさせなければ、前に進めない重要課題でもある。

もう一つある。既存の各代理店への通告時期、話し合いの時期の問題だ。これには神経を使った。営業担当者に分担してもらえるところは、あらかじめ主旨を徹底しておいて、使い走りを頼んだ。しかし、主要部分は自分でやらなければ、相手は納得しないだろう。

綿密な移行計画を立てたうえで、いざ決行の時が来た。予想してはいたものの、既存代理店の反発は相当厳しいものだった。説明に出向いた先では、罵声に近い暴言さえ浴びた。だが、それにはひるまなかった。覚悟を決めてかかれば、法的にも間違ってはいないので、断固として、しかしながら、努めて冷静に反応することにしていたからだ。

心情的なことをいえば、相手の気持ちを考えれば考えるほど、同情に似た感情が湧き上がる。しかし、こういうときにこそ、自分の感情を表に出すことは厳禁。外国メーカーについて改めて、「情で仕事をすることは禁物」という姿勢の大切さを体感していた。

「三足のわらじ」の時間が戻る

それはクリティカルケア領域の業務が一定の成果をあげつつあるころだった。トップから、本社の了解をとりつつあるので、取締役に就任してほしいという打診があった。日本の業務をすべて見てほしいという要望だ。

確かに、クリティカル領域の販売体制確立や、開発支援の成果は出てきたので、残りのカーディオロジー部門とアナリティカル部門の面倒も、というわけだ。専門領域についてはすべての業務遂行であっても、その他の領域では経営面・販売面が主務だということはわかっていた。

こういう決断は早い、と同時に「良いことは良い、悪いことは悪い」という明瞭な決定をするところが海外メーカーらしい。成功すればその報いもある、逆に失敗すれば罰則も大きい。「マトリックス体制」と書いたが、まさにそのフレキシビリティーの利点をうまく利用している。そういう姿勢こそが重要なのだが、日本の会社でよくあるような一つの家族的な雰囲気ではなかなかそうもできない。もちろん、アットホーム的な雰囲気のほうがベターなケースだってあるが……。

しかし、筆者が望むのは、実践主義、実績偏重というものだ。その成果としての昇進や昇格なら、それに応えられる回答を用意すべき、と感じている。そういうチャンスをものにするかしないか、それも自分自身の能力が試されていることにもつながる。ありがたいことだと思った。再び、「濃密な時間」が戻ってきたのだ。

サラリーマン世界では、かなり難しいことではあるが、理想的には、実績と報酬がダイレクトに結び付くような雇用関係が望ましい。実のある仕事の成果が目に見える形で反映されるなら、人間はさらに前を向く姿勢を示す。それこそがポジティブ・フィードバックとして、もっとやってやろうという意欲につながるからだ。

地位や職位がそのモチベーションになることも一つの要素であるが、人間の本質としては報酬との関係が重要であることも強調しておきたい。

13　パルスオキシメータとの交錯の経緯

発明者は隣のチーフ

時期的には、話をかなり前に戻さなければならない。というのは、パルスオキシメータに関しては、筆者も長い間、この製品化に関わってきたからだ。

最初に記しておくべきことは一つの偶然。パルスオキシメータ発明者の青柳卓雄博士がその発明につながる研究を行なっていた時期、筆者は日本光電の開発部に在籍し、ちょうど博士と隣合わせのグループにいたという偶然がある。青柳博士は呼吸系グループ、筆者は新生児・産科系グループで、それぞれのチーフという立場。一九七二〜七三年ごろの話で、毎日顔を合わせるまさに「お隣さん」という関係である。

あえて、もう一つの偶然を挙げるなら、お互いに試作していたモジュールに関し、ＩＣ

Ｕ－２０００シリーズという同一モジュールを利用していたということだろうか。

当グループが試作したのは胎児監視装置で、呼吸グループが作り上げたのが「イヤオキシメータ」という装置だった。当方の装置は製品化まで漕ぎ着け、商品として売り出されるまでになった。しかし、「イヤオキシメータ」はなぜか数台の試作器のみで、商品化までに至らなかった。

だが、後になってこの立場が全く逆転してしまったのは、多くの方がたが認識しているとおりである。青柳博士の発明が、まさか今日のパルスオキシメータの源流になろうとは、当時、誰も認識できるはずもなかった。

商品化されなかった問題はどこにあったのだろうか。試作機だけで終わってしまったというより、終わらせてしまったというほうが適切だが、イヤオキシメータが世界初のパルスオキシメータとして認められるまでの、当時の会社内での評価は一体何だったのだろう。もちろん、結果論としてのコメントであることを承知で記述しておくまでだ。

ついでに、ＩＣＵ－２０００が社内の問題児だったことについてはすでに記したとおりである。

日本ではまだ名前さえなかった

パルスオキシメータとの次の関わりは、それから一五年後の一九八七年ごろになる。

ＩＳＯ会議でパルスオキシメータの国際標準化の審議が始まったのが二月のチューリッヒ会議からだ。ただし、日本ではパルスオキシメータの本格的な製品が存在しておらず、名称さえなかった。

帰国後に困ったのは、日本医用機器工業会（現、日本医療機器工業会）へ提出する出張報告書に何という名称で製品名を書くかということだった。

アメリカの委員から初めて提出された資料があり、そのタイトルは「Noninvasive Monitoring of Arterial Blood Oxygen Saturation」。つまり、「動脈血中酸素飽和度の非侵襲モニタリング」というもの。今になって考えると、これがパルスオキシメータのＩＳＯ標準規格の最初の草案となった。

この件でよく記憶している事実がある。パルスオキシメータの名称として、英語のPulse Oximeterという単語は出てきたが、日本語で何と表現したらよいかわからない。やむなく「プルスオキシメータ」と書いて提出、その報告書が掲載された機関誌にもそのまま出ている。もともと「pulse」という単語は、電気系では「パルス」(矩形波信号)と言い、医療関係者では「プルス」(脈・脈拍など)と言うのが一般的だ。だから、ここではプルスと呼ぶべきだと考えたからでもある。

さて、この報告書を見ると、黎明期の会議の様子がよくわかる。例えば、「最初は情報交換から始まった」、「アメリカでは製品が出ているが臨床評価はまだ」、「日本では特許を持っていたため、その内容や使用波長について説明した」などの文言が並ぶ(図9)。審議の内容としては、規格項目として何を盛り込むかが中心で、その骨子が決まった、という記述が報告書にある。三〇年も前の審議内容についての報告書を懐かしい思いで読んだものだ。

時を経て、日本へもアメリカ製のパルスオキシメータが入ってきた。このとき輸入業者が「パルスオキシメータ」という表現で製品を売り出したのが、「パルス……」の最初となった。爾来、この単語が筆者の意志に反したまま日本語として定着してしまった。

チューリッヒのISO会議で、パルスオキシメータの規格の件を最初の議案として提出したのはアメリカである。これには、一九八〇年代の初めころから主要二社で売り出した製品が急に普及したという背景がある。麻酔科や新生児科などを中心としたクリティカルケア分野での有用性が認められたことにより、国際基準として標準化すべきとの機運に

JAMEI 日本医用機器工業会　**ISO/TC121報告**

会議名………(1)………

ISO／TC121（麻酔及び医療用呼吸器）／

SC3（医用人工呼吸器など）

〈報告者〉 鳥取大学医学部教授　佐　藤　　暢

㈱日本光電　久保田　博南

開　催　地：スイス　チューリッヒ（SNV）

開催日時：1987年2月23日(月)～27日(金)

出席者・国：佐藤　暢　　鳥取大学医学部教授

（＊は幹事国）久保田博南　㈱日本光電

アメリカ＊4，フランス4，カナダ1，イギリス2，

イタリー2，スウェーデン1，西ドイツ2，

フィンランド2，スイス1，日本2

計21名

議　　長：Prof. J. Hedley-Whyte　アメリカ

主要議題：

1．酸素濃度計

2．カプノメータ（呼気CO_2モニタ）

3．プルスオキシメータ（酸素飽和度モニタ）

4．警報

5．次期テーマ等

議決事項（審議概要を含む）：

1．酸素濃度計

ISO DIS 7767文書をIEC－601のFormatに従って変更したものを配布。

2．カプノメータ

今回は第一回目の審議であり，折り込むべき内容に関して議論した。主としてアメリカの資料（別紙：Carbon Dioxide Monitors）とフランスの資料（別紙：Capnometres et Capnographes）をもとに，以下のような事項を入れることになった。

・測定範囲と精度

0～76mmHg（±3mmHg）

・安定度

校正なしで24時間以上

・警　報

上限，下限設定可能

Apnea：大人30sec以上，小児15sec以上

精度：Full scale ±2％

・応答速度

60回／分の呼吸時においてEtCO_2が測定できること。

・センサー温度

39℃以下

なお，基本事項として，カプノメータとして

A. Flow-through type, B. Sampling type があるが，本規格には両方式とも含めるべきと主張したところ，A，Bと含めて規格化することに決定した。

3．プルスオキシメータ

審議に先立ち，全般的なプルスオキシメータに関する情報交換があった。この中で最近の急速な臨床への普及状況とそれにもかかわらず臨床データの欠除の報告があった。日本における現況に関しての説明も求められ，特許の件や使用している波長の件等の説明を行なった。

これに基づき，プルスオキシメータの規格化を進めるべきかどうかの議論となり，採択の結果，予定通り進行することになった（反対1イタリー）。

今回は，アメリカの資料（別紙：Noninvasive Monitoring of arterial blood oxygen saturation）に基づき，以下の項目に関し規格に折り込むことが決まった。

・警　報

警報レベルの再セット，警報の1時的消去

・脈拍数表示

・精度：±0.5％（アメリカ）

・消毒：消毒法，感染の棄権に関して明記すること（特にセンサー）

・応答速度

・校正範囲：100～62％（多くのメーカ）

図9　ISO会議の出張報告書

なっていた。

製品化への提案と実現

コントロンへ転籍して間もないころ、まず初めに提案したのがヨーロッパ発のパルスオキシメータの製品開発である。経皮血中ガスモニタのセンサに関して、世界一の技を備えているところなので、パルスオキシメータ用のセンサについても開発可能と踏んだからだ。まずセンサのほうからいうと、基本となっている指先センサと耳センサの二つは欠かせない。これを使いやすい形で作り上げなければならない。これはかなり容易にできた。

一番苦労したのは新生児用のセンサだった。というのは、まだほとんどのメーカーが新生児用を持っていなかったからでもあった。新生児用のセンサを開発するにあたって最も苦慮した点は、センサの装着部位としてどこを選ぶかということだった。重症新生児や未熟児の呼吸管理をどうするのか、ということが医療上の重点的テーマとなっている以上、血中酸素のモニタリングは必須のパラメータとして注目されている。パルスオキシメータの特徴はこの機能を有することにあり、何としても正確にモニタリングしたいという要望が強かった。

新生児用の問題は、体自体が小さいがゆえに、指や耳では全く対応できないことであった。所詮、コンベンショナルなセンサは、大人向けに設計されているので装着不能。それではどうするかと検討した結果、足の外側を挟むような形状のセンサが有効だろうということになった。

基本的な方向は決まったがその次の課題は、センサの大きさをどの程度にすればよいのかということ。結局、新生児の体重に応じて三種類の大きさの、L、M、Sサイズのセンサを製品化することになった。このころから、初めてパルスオキシメータが新生児向けにも使える見通しができてきたことになる。

パルスオキシメータの本体については、あまり苦労したことはなかった。ただ、最初に表示パネルとして使用した表示器にLCDを使ったところ見にくいというクレームが出たため、すぐにこれをLEDに切り替え、事なきを得たことがあった。

パルスオキシメータは、本体に記録器の付いたものと、記録器のないものの二種類とし、センサ五種類と組み合わせた製品群としての完成を見た。アメリカで先行的に普及していたパルスオキシメータに対し、ヨーロッパでもパルスオキシメータの普及機が出たことに意義があったと感じている。

センサへのこだわりは続く

パルスオキシメータの本体を含めた開発過程で、センサそのものへの関心は不変の事実とし継続してゆく。

伝統技術という表現が妥当だと思うが、コントロンは血液ガスに関わる技術を最も得意としていたからだ。その特徴を生かしつつ、次期のテーマとして狙ったものがある。

そのころは、基本的なパルスオキシメータのセンサは、透過型と反射型が知られており、実用的には前者のみが市場に出ていた。というのは、後者は感度が十分でなく、透過型のほうが優れていることがわかっていたからだ。

ただし、患者への装着性を考えるなら、透過型は指や耳朶のように発光部と受光部が対向位置に配置される必要があるため、使用部位が限られる欠点を有していた。その点での改善要求を出しておいたところ、試作器として出てきたのがTRセンサという新しい形のものだった。Tはtransmission（透過）、Rはreflection（反射）を意味し、両方式のメリットを生かしたものだった。発光部と受光部が一二〇度の角度で向かい合っているもので、直接透過する信号と反射による信号が加えられることによる効果が期待できた。

早速、商品化に向けての方向性を示し、正式な販売に踏み切った。やや残念だったのは、原価が高めだったこともあり、その効果が発揮できないまま、売上げ増というまでに至らなかったことだろうか。

小型化への提案は四半世紀も前に

パルスオキシメータの医療現場での重要度は、日を追って増していった。アメリカが火をつけた製品であるが、その有用性のことや取扱いの簡易性において他に類を見ない展開となっていくことをずっと眺め、かつ考えていたように思う。

これは、医療機器としては大ヒット商品になるだろうという予感もしていた。それ以降、パルスオキシメータに関わる記事等を雑誌や書籍などを通じて書き続けてきた。

その中でも、一九九三年に出版した『健康を計る』（講談社・ブルーバックス）に書いた原稿がある。筆者としては、思い入れが強かったこともあり、執筆時の「意志」についても記憶が鮮明だ。

その原稿には、パルスオキシメータへの提案も含んでいた。提案とは、「小型化」「低価格化」による健康機器への誘いともいうべきもの。

そのときの原稿には、すでに世界三〇社もの競合製品が出ていた、とある。現在の一〇〇社を超える状況には程遠いが、それでも「未来志向としても期待できる製品」と書いたことに誤りがなかったことを誇りに思う。

四半世紀近くも前に、そうあってほしいと待望していたことが現実になっているさまは、うれしい限りでもある。

世界最小のパルスオキシメータの実現

自分で公表した理想像をどこかの企業が実現してほしいと思う反面、自身であるいは自社で何とかならないかと模索した。

しかし、コントロンはセンサ技術などには長けていても、モニタ本体などの商品開発にはそれほど興味を示さなかった。

そこで、国内で興味のありそうな企業はないかと考えていた。そのころ、この本を読んだベンチャー企業M社から、このアイデアを取り入れたいとの要望が寄せられたため、バーゼルの技術陣と相談したところ、共同で開発しようとの話が成立した。

早速、M社の技術者をバーゼルでの研修を兼ねて派遣することが決まり、数か月間の技術習得をしてもらった。

技術者の帰国後に、ベンチャー企業が完成させた商品は、腕時計型の世界最小パルスオキシメータとして発売された。本体は電池を入れても五〇グラム前後、もちろん世界最軽量でもあった。

これには、アメリカ企業などもビックリ、OEMとして供給してくれないかとの話も来た。しかしながら、価格の面などに開きがあり、商談は不成立に終わった。とはいえ、据え置き型の機器としてしか存在しなかったパルスオキシメータが可搬型になったことで、ポータブル化の夜明けを告げることができた意義は大きい。それと同時に、パルスオキシメータという機器が医療の分野だけのものでなくなったことをも意味している。

この腕時計タイプのパルスオキシメータには、コントロン製のセンサを使用していた。装着部位は指先で、センサ自体を指に巻き付けるタイプのものだった。フレックスセンサという呼び名が示すように、患者の指の太さが変わっても、大方の指にフィットするように設計されたものだ。

したがって、この超小型パルスオキシメータは、日本とスイスの合作だったことを付記しておく。

反射型センサ実現への模索

もう一つ、合作について触れておく。

基本技術はコントロンのそれを取り入れつつ、M社がほぼ独自の体制で作り上げたセンサがある。それが反射型センサであり、実用機種としては初めてのものとなった。じつは、反射型センサはそう簡単なものでない。なぜなら、透過型に比べて、信号対雑音比率があまりよくないからだ。それがデメリットとされてきた。しかしながら、このバリアを突破しなければ、反射型の実用機が完成しない。そのため、いくつかの工夫を凝らしてある。

そのうちの一つは、発光部（LED）からの光が受光部（フォトダイオード）へ直接伝わることを防止する策だ。そのために、それらの素子間に溝を設けることにより、直接の光伝達、つまり雑音としての光の伝達を防いだ。

もう一つは、LEDの発光方向と、フォトダイオードの受光方向の設定だ。この事項に関しては、前記のTRセンサの考え方を踏襲したことになる。共通概念は、発光部から受光部への最も効率の良い信号授受を目的としたことに尽きる。

こうした基本設計要素が入った反射型センサが実現したのである。後に、他のメーカーも追従し、ミラー型などの呼び名でも普及している。

ポータブル化、ウェアラブル化の動きは止まらず

日本でパルスオキシメータのポータブル初号機が出始めて間もなく、今度はアメリカのノーニン社が指センサと表示器までを一体化した小型機を発売した。電池も一緒に本体部に収容し、まさに指センサだけで完結する装置に仕上がっていた。腕時計型が有する長時間のメモリー機能は付いていなかったが、指先だけで済む装置であった。

こうなると、日本のメーカーだけでなく、多くのメーカーがこの市場に参入し、多くのポータブル機器やウェアラブル機器が発売された。

当初のパルスオキシメータはすべて据え置き型であり、麻酔科や新生児科などでのクリティカルケア領域の機器として活躍を始めた。ところが、小型機の登場により、一般的な市場への普及が始まった。小型化によって、重症患者を対象とした高級呼吸機能監視装置という役割から、簡易型モニタあるいは一般的な体調チェック装置という役目に転身していったわけである。

二〇一五年現在、国内だけでも、年間の売り上げが一三〜一四万台となっていて、据え置き型より小型のものが圧倒的に多い。

この傾向から見ても、パルスオキシメータの活躍の場が、全く変わってしまったということがわかる。

酸素と炭酸ガスの市場の変化

さらに別の考え方の装置も登場してきた。

コントロンのスイス工場は大手メーカーのリンデ社に買収されたため、社名の変更があったが、経皮血中ガスモニタの新機種の模索は続いていた。そして、血液ガスのうち酸素のモニタリングはパルスオキシメータに分担させ、炭酸ガスは経皮でのモニタリングを行なうコンバイン型を企画して、新しいセンサをデビューさせた。

このセンサには、「アオヤギ・セヴェリングハウス（Aoyagi-Severinghaus）電極」という名称を与えた。パルスオキシメータの創始者青柳博士と経皮血中ガスモニタ用の炭酸ガス電極を開発したセヴェリングハウス博士の名にちなんで命名したものだ。

装着部は耳をターゲットとし、これら二つの測定を結合させたイヤセンサだった。そのため、パルスオキシメータ用のセンサは反射型が必須となり、センサの同一表面上に炭酸ガスセンサとともに配置した。

このモニタは、主として成人向けとして企画されたため、これまでの新生児主体の経皮血中ガスモニタとは別の市場展開を図る必要があった。

日本でも、市場が新生児相手とは全く異なるため、成人の呼吸機器を得意とするＩ社に総代理店を委託することにした。

パルスオキシメータの普及は、経皮血中ガスモニタリングの世界にまで影響を与えるようになった。

生体情報モニタとパルスオキシメータ

パルスオキシメータの進展は、止まるところを知らないほどの変化となってきた。

もとはといえば、生体情報モニタの中の一つの新パラメータとして登場した。製品レベルの面でいうなら、生体情報モニタの歴史を五〇年とするなら、パルスオキシメータの歴史はその半分強の三〇年程度である。しかも、当初は単体のモニタリング装置という位置づけからのスタートだった。

ところが、その急速な展開から、生体情報モニタの一員という立場でなく、むしろ、その主役にも上り詰めつつある。生体情報モニタの主役は、当初、心電図がその任務を担っていたが、ここにきて、その主役が交代するようなところにまで来ているのだ。

心電図モニタは、確かにバイタルサインとしての重要なパラメータであることに変わりがないが、循環器系のそれであることも厳然たる事実。ところが、パルスオキシメトリーとなると、本来は呼吸系のパラメータでありながら、その源パラメータは脈波という循環系のものを利用している。そこから得られる脈拍数は、まさに循環系のそれである。つまり、パルスオキシメータという装置は、簡易的なセンサを一つ付けるだけで、呼吸系と循環系の両方を同時にモニタリングすることを可能にしたわけだ。

こうした利点が、パルスオキシメータをして、生体情報モニタとしての主役に躍り出ようとしている主因でもある。

パルスオキシメータの役割は、生体情報モニタにとってもその主役の座を勝ち取る勢いがある。

最近の国際シンポジウムから

二〇一五年十月二〜四日、聖路加国際大学においてパルスオキシメータの国際シンポジウムIAMPOV（Innovations and Applications of Monitoring Perfusion and Ventilation）の第四回大会が開催された。オーガナイザーは同大学特任教授の宮坂勝之先生。内外からの名だたる招待講演者の中に、青柳博士や山西昭夫氏（元ミノルタカメラ）、キアニ社長（マシモ社）も含まれていた。

プログラムとしては、パルスオキシメータの歴史、測定原理や精度、新規開拓分野、応用分野などの広い範囲が網羅されている。また、関連のカプノメータ、近赤外機能オキシメータをはじめとして、生体情報モニタへの展開といった視点からの幅広い演題が並んでいた。

筆者も招待を受けていたのだが、出張と重なりやむなく出席を断念せざるを得なかった。しかし、会議後、宮坂先生よりご丁寧なメールをいただき、非常にありがたく思っている。以下、筆者との関連部分についてそのまま転記させていただく。

「……荻野新社長が、日本光電の歴史を語る中で、青柳さんよりも前に……、世界初のベッ

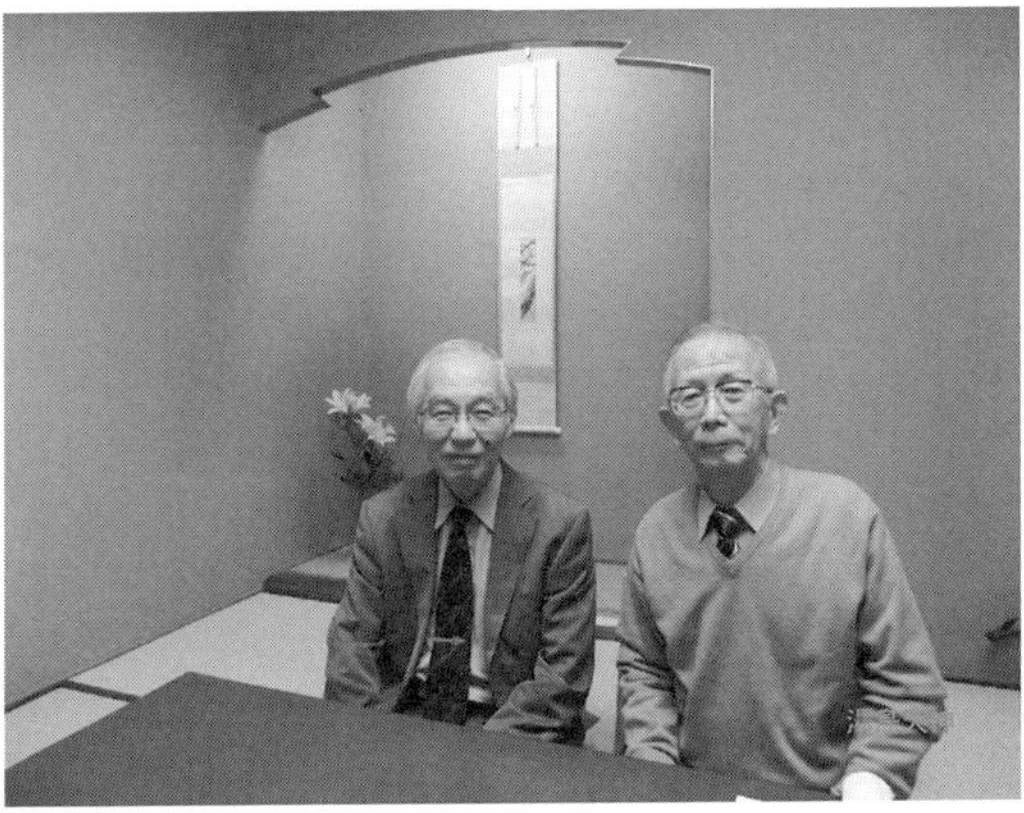

図10　筆者（左）と青柳博士（右）

ドサイドモニタ、テレメータの開発について、久保田さんの名前を上げて講演したことは、特筆されます。久保田さんがいなくて残念でしたが、久保田さんの業績自体が立派ですが、二〇年以上も前に辞められた社員にしっかり敬意を表したあたりは、日本企業の良いところですし、是非頑張って貰いたいです。……」

かくして、日本光電の会社としての開発製品の中で、パルスオキシメータと並んで生体情報モニタが取り上げられたことは、関係者としてもうれしい限りである。

なお、メールの「荻野新社長」とあるのは、本書冒頭の荻野義夫社長のお孫さんに当たる荻野博一社長である。つまり、筆者の日本光電在籍期間は二五年で、その後三〇年近くを経過した現時点においても、荻野家三代にわたってお世話になっていることになる。こちらからも、深い謝意を表したい。

二〇一五年の暮れ、青柳博士から声がかかり、お互いの近況を語り合う場が設けられた。二〇一五年六月にアイ・トリプル・イー（Institute of Electrical and Electronics Engineers：IEEE）メダルを授与された話、IAMPOVでの講演のスライドなど、多彩なご活躍が披露され、ときの立つのを忘れるほどの一夜になった（図10）。

14　真の血圧に迫る方法はないのか

逃避か、それとも補完関係となるか

生体情報モニタにおける血圧の担う機能については、すでに多岐にわたって記述してきた。その過程で気づいていながらコメントできなかったことや、その後の血圧との付き合いの中からいくつかのトピックスを追記しておきたい。

モニタ群を開発する傍ら、その範疇から血圧を除外することなどできない。というより、血圧はもしかしたら最もキイとなるバイタルサインという考え方も成り立つ。

しかしながら、初期の段階において、その測定の難度から大きな挫折を味わったことは事実だし、それを「血圧との対戦」という見方をするならば、筆者にとっては「完敗」という表現も可能だ。

日本光電時代にモニタ群を開発する途中で、非観血血圧計をあきらめ、観血血圧計に移行した時代もあった。その時代には、それしか方法がなかったとはいえ、忸怩たる思いでその決定をしたことも事実。その意味で、対血圧計という構図を描くなら、非観血血圧計との対戦は回避したということになる。

それに代わって開発した観血血圧計は、今もって健在である。しかも、その手法や技術は、クリティカルケア領域では重要なポジションを占めていることも事実。したがって、非観血との補完機能を持ち合わせている点で評価されてもよいのではなかろうか。

さて、非観血血圧計のその後を書く段になった。数十年前、あれほど苦労した努力など全く関係のないかのごとく、現代の非観血血圧計の測定技術は正確に血圧を測定できる領域にたどり着いている――医療側もそう信じているし、メーカー側も同じ認識でいる。

しかし、現在出回っている非観血血圧計の、一つとして理想に近いものは存在しない。というより、「血圧」という定義さえ難しいパラメータに関し、「何とかつじつまを合わせて作りこんでいる」のが現状である。それは真に理想的なものを追いかけること自体が無意味であることをも示唆している。

血圧の本質を知ろうとすればするほど、相手は逃げてしまうような状況で、追跡することさえも不可能、だが、それだからこそ、真の血圧を追跡する醍醐味もある。そうとでも表現しない限りやりきれない、というのが筆者の思いだ。

コロトコフさん、何でこんな発見をしてくれた

もとはと言えば、血圧測定の歴史は今から一一〇年ほど前の二〇世初頭、ロシアの軍医コロトコフがコロトコフ音を発見したことに始まる。それ以来、世界中の医師や看護師たちがこの音を頼りに血圧が測定できることの恩恵を受けてきた。それより、恩恵というなら世界中の患者や未病の人びとがバイタルサインとしての血圧を健康や病気の指標として利用し続け、その傾向は現在の世の中でも営々として継続されている。

言うなれば、コロトコフ様さま、というところである。ただし、一歩下がって考えてみるなら、コロトコフ音と真の血圧の関係が解き明かされているわけではない。しかも、人によっては聴こえにくいケースや、新生児などでは聞き取れないなどの限界もある。

そのような小さなことを気にしなければ、決して「ただの音」とはいえない、しかもすごく価値ある情報源なのだ。

発見者コロトコフがどういう経緯で発見に至ったか定かでないが、その価値からすれば重大発見だったといえる。

ただ、この事実が存在するゆえに、誰もが血圧は測定できる、と信じきっている。ある意味では真実だが、それなら自動的に計れるという安易な発想から、苦労のどん底を味わうことになった人たちも多いはずだ。筆者もその一人だが、「何でこんな音を発見してくれたんだ」と恨みの一つも唱えたくなる。

時が経ち、現代技術の及ぶ範囲内とはいえ、ようやくその解決法が見いだされつつある。もし、その取扱い方法さえ間違えなければ、ほぼ確実な測定値が得られる時代になった。

非観血血圧計へのリベンジ

非観血血圧計の開発から離れて、すでに何十年にもなる。だが、この長い年月、非観血血圧計と聞くと、一体どんな商品ができたのかという、興味だけは持ち続けてきた。

確かに、現在では電気製品の量販店でも買えるし、ネットを通じていつでも誰でも手に入れられる製品になっている。それだけでなく、誰でも手軽に取り扱えるようになっている。しかし、本当にそれでいいのかという疑問が残る。

血圧測定の本質からすれば、まだまだ決して満足な製品ができたとは言いきれない。というのは、コロトコフ音法などの非観血血圧計は測定に二〇～三〇秒ほどかかるが、この間にも真の血圧値は時々刻々と変動する。ときには、急激な運動や感情変化で三〇～四〇mmHg程度の急速変動もある。それに、ちょっとした姿勢の変化でさえも、測定結果に反映される。たとえるなら、腫れ物に触るような丁寧な取扱いや、神経をとがらせながらの測定が強いられる……それが血圧測定の実情なのだ。

したがって、本当の血圧を連続的に追いかけるには、現代の方法論では無理なのである。厳しいことを言うようだが、理想的な血圧計となると、まだまだ先の話になるだろう。

これまでの血圧計を見ていて、やはり、もっと理想に近づく血圧計を開発したいという意欲がわいてくる。これまでの「完敗状態」から脱出するためにも。

連続かつ非観血への試みが進む

血圧計を設計していて、思ったことがある。静かにしていても、何回か測定すると、一度として同じ値を示すことがない。血圧というものが常に変動しているとわかったのは、そのころからだ。そのことがわかれば、血圧測定など、口で言うほど生易しいものでないことも理解できてきた。

この状況を突破するには、連続的に測定することが最終条件であり、これが真の血圧測定というものだ。これができない限り、非観血での「血圧計」と称するものは、空想の中の存在でしかありえない。本当に長い間、そういうふうに見てきたし、その考え方は現在にもつながっている。もちろん、その企てを実現するのは並の努力ではできないし、自分一人でなどもってのほか。

幸いなことに、この状況をわかってくれる賛同者も大勢いる。その賛同者とともに、現在もこの作業は進行中だ。

しかし、この本の中でそれを書きつくすことなど到底無理だ。いずれ、「血圧」のことは別書にまとめたいと考え、現在進行形という状況にある。

15　世界最小のモニタ実現へ

電極から直接信号を飛ばす夢

夢物語に触れたついでに、もう一つ、さらに具体的な別の話について記述しておく。

筆者の長年の願望のようなものだが、心電図モニタの理想形は常に胸のうちにある。心電図を測定するには、現時点では、電極を装着することが必須と考えられる。それなら、電極自体に送信機能まで包含させられないのか、というアイデアだ。

しかし、これには大きな課題がある。電極は複数個、少なくとも二個は必要であり、その間は何らかの方法で接続しなければならない。この電極間を無線にすることは、まず不可能だろう。

それなら、電極間を最短距離として接続するパッドを利用して、できるだけ小さな送信機を作り上げるしかない、と考えていた。今から一〇年程度前の話だ。

ちょうど、超小型の試作機ができあがりつつあると聞いたのもそのころだった。試作機を作ったベンチャー企業の関係者が筆者の存在をかぎつけ、事業化のために力を貸してほしいと言ってきた。

それが現在代表を務めるGM3社の前身であり、その事業にもどっぷり浸かるようになるとは、そのときには予想していなかった。

何か「こうありたい」という夢があれば、そのことを思い続けていると、いつかはチャンスが来るという好例でもある。ただし、途中であきらめることがあってはならない、という法則が存在するようにも思えてならない。

「継続は力」は確かな事実であるが、もっと言うなら「前進的な継続は力」はより適切な表現だ。そのころ出版した書籍、『いのちを救う先端技術』（PHP新書）に、そう書いたことがある。

小型化と省電力化を実現

初めて超小型の試作機を見せられたとき、おもちゃを見せられたような印象で、「こりゃ何だ」というのが偽らざる実感だった。楕円形のドロップ飴のような本体から細い二本のリード線が出ており、その先に電極用のクリップがついている。まるで、飴玉から二本の手が出ていて「万歳」をしているような格好だ。

これで心電図が送信できるのか、と一瞬ぶしつけな疑問が頭をよぎった。だが、この心配は杞憂だったことが後でわかる。実際に電極に装着してみたら、見事にパソコン上に心電図が描けているではないか。

聞くところによれば、会社の代表者からは「五百円玉程度で収められないか」という注文が出ていたらしい。しかし、これを命じられた技術者はこれまで医療機器の経験はゼロ、全くの素人だったというから、聞けば聞くほど疑問が出てくる。第一、この設計に関わった時間も二、三か月に過ぎないというから、驚きが増幅された感じだった。

だが、こうした事実とは裏腹に、飴玉送信機は見事なまでに仕上がっている予感もしてきた。

ここまでできているなら、大きな変更なしにこのまま製品化したい。筆者の夢にやや近づけるという期待が大きくなった。

経験ゼロでなぜ優れたものができたのか

技術者は医療機器関係の経験ゼロ、なのになぜここまで来られたのかが不思議だった。しかし、話を聞くうちに、「専門家」と称している技術者や管理者・経営責任者にも、死角のようなものが存在することがわかってきた。

医療機器の専門メーカーにいる人や関係者にしてみれば、「心電図のアンプ」なんてものはもう百年以上の歴史を持っており、すでに確立された技術であって、改良の余地があるなどと普通は考えない。だから、ありきたりの増幅器、つまりは標準的に使われているICを選ぶ。

しかしながら、逆転の発想みたいなことが起こるのは、未経験者ゆえの物の見方からこそである。なぜなら、一から洗い直す、つまりはゼロからすべてを眺めてみることができるからだ。

具体例で示してみよう。合理的な心電図アンプを作るにも、ハードとソフト部分がある。専門メーカーでは、通常はハード設計者とソフト設計者がいて、両者で分担して設計する。ところが、この試作機を作った技術者のすごいところは、万能、あるいはスーパーエンジニアと呼ぶべき能力で、ハードもソフトもお手のもの。彼にしてみれば、ハードとソフトの切り分けを最も効率の良い方法で行なえる。つまり、自分一人で理想のアンプ系と処理機構を仕上げられるのだ。

その上で、低周波領域や無線部の高周波領域もすべてお手のもの。自分を専門家と思っている技術者が往々にして「独自の専門領域に特化したがる」のと対照的なのである。

自分の記事が自分に戻る

もう一つ、全く偶然と思われるできごとがあったことも後でわかった。このスーパーエンジニアにしてみても、医療機器が初めてとあって、心電図のアンプについて調査したらしい。そのときに参照した教科書というのが、雑誌『クリニカルエンジニアリング』のバックナンバーだったという。じつは、その雑誌の連載として筆者が「電気の基礎」という記事を書いていたことがある。その中に、「オペアンプ」「直流増幅器」「生体電気回路」といった記述があり、スーパーエンジニアはこの記事を読みつつ小型送信機を設計したのだという。

筆者の記事がたとえその設計のほんの一部であろうと、自分の関係する業務に還元されたことを知って、非常にうれしくなった。というより、そういう事実の存在がもしかしたら他の読者にも何らかの影響を与えられたかも知れないと思い、地味な仕事としての雑誌記事執筆の意義を実感した次第である。

パルスオキシメータの項でもこの類のことを記しておいたが、書き手としても光栄の至りである。

医療機器として事業化する努力

試作機を見てから、製品化まではかなり道のりがあるなと感じていた。まずは、基本仕様の大枠を設定することだ。

はじめに、送信機の装着について検討したところ、試作機で使っていたリード線をなくすべきだと考え、市販の胸に貼れる電極を探すことにした。このとき日本光電製のものとアンブ社製のものが実在することがわかり、両社と折衝することにした。

前者は、二つの電極を両端に配した一体型でできており、それを流用すれば簡易型の心電図送信機ができあがる。早速、同社と折衝したところ、電極の供給についての合意を得られた。

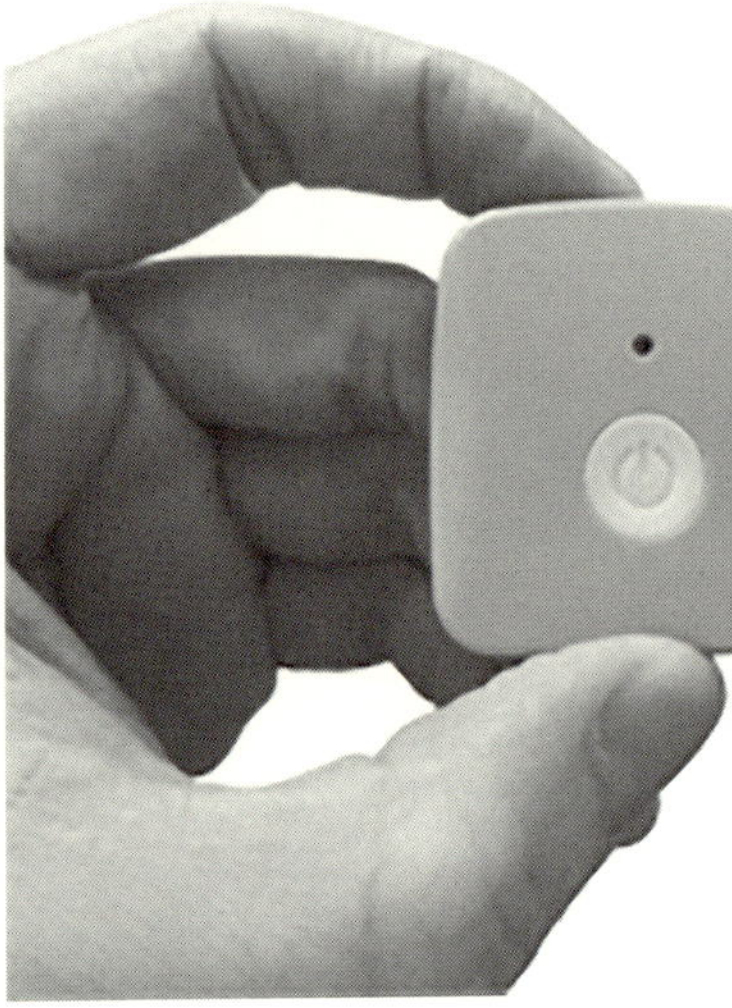

図11　世界最小の心電図モニタ（送信機）

後者は、いわゆるブルーセンサと呼ばれるノイズ軽減策が講じられたすぐれものであり、日本代理店経由での供給が可能という合意に至った。

いずれにせよ、小型送信機が簡単に装着可能なように、筐体の裏側にスナップを設け、ワンタッチで電極に装着できる構造とすることに決定した。

次は、大きさのことだ。試作機のまま超小型で行く手はあった。だが、医療機器ともなれば、電池の持続時間も考慮しなければならない。連続動作時間としては、一週間程度をキープしなければ、実用化という文字が使えない。そこで、コイン型リチウム電池ＣＲ二〇三二を採用、この要求に応えることに決めた。

結局、大きさは試作機よりもやや大きくなったが、電池を含んでも約一二グラムの機器に収められることになった(図11)。これは、超省電力化を目指した設計により可能となったことを付記しておく。

事業化のために必須の薬機法と電波法

医療機器として認可されるためには、薬機法（旧薬事法）のバリアを突破する必要がある。そのためにどういう手続きが必要かは、よくわかっていた。

というのは、筆者が自社を設立してコントロンの業務を引き継いだ際、薬事関係の手続きなど、一切の実務を自分でやり遂げた経験がある。その上、ここ二〇年余りの期間、同業他社や異業種など、多くの関連事業に携わる傍ら、法規制に関わる業務を支援する仕事も多かった。

したがって、ベンチャー企業が直面する法規制業務を、いかに効率良くクリアするのかというノウハウも身についている。

当該、小型心電図モニタについても、この認可に関わる工程をどう突破するかを企画し、その算段をする必要に迫られていた。

ただし、この種の業務は、新商品開発などと大きく異なる分野であって、法規制の内容を良く理解した上で、ステップを踏めば達成可能という領域だ。したがって、そのルートさえ読めれば、あとは順序どおりの工程をクリアする作業を忠実に行なうことに尽きる。

つまり、この工程をクリアするにあたって、さほど苦労した点はなかった。ただし、一つだけ工夫が必要だと思う項目が頭にあった。それは、ワイヤレス方式を使っている以上、電波法もクリアしなければならないという点だった。

実際のところ、この機種の使用周波数帯域は二・四ギガヘルツ帯であり、申請時にはどの医療機器でも未使用な帯域だった。そのため、まずはこちらの関係機関と相談することにした。その結果、この帯域を使用するには「技術基準適合証明書」を取得する必要があるという指導を受けた。

これに則って、無線設備二・四ギガヘルツ帯高度化小電力データ通信システムについて、申請書とともに実際の電波試験を依頼し、この証明書の取得に成功した。

医療機器としての法規制は、当時、薬事法という法律によって規制されていた。本送信機はクラスⅡに分類されていたが、そのころは認証基準が制定されていなかったため、医薬品医療機器総合機構（ＰＭＤＡ）への承認申請となった。

承認申請書としては、上記電波法関連の証明書も添付して、同機構に提出した。審査の結果、心電図送信機は初めて二・四ギガヘルツを使用した医療機器として承認されたのだ。

それまで、医用テレメータの使用周波数が四〇〇メガヘルツ近傍のUHF帯に限られていたので、この二・四ギガヘルツ帯での使用許可は、日本の医療機器産業界にとって大きな壁を突破した意義を持っている。

安定度が専門家をうならせる

多少の難関はあったとはいえ、法規制というバリア突破に成功した。次はどう売るのかという順番になる。

大手の医療機器メーカーの注目もあり、あるとき本製品のデモ要請が来た。送受信の確かさ、心電図の再現性など、何項目かのチェックが必要だと感じてくれたらしい。

ここで、興味ある光景が展開された。GM3の営業員がその大手メーカーを訪問時に、本人の胸に電極を貼り、その上に送信機を装着して、持参したノートパソコン上で受信した心電図を表示して見せた。デモの画面を見つめていたメーカーの社員の目がパソコン上を見つめたまま動かなくなった。その後、今度は営業員の胸に目を移し、あっけにとられたような顔をしている。その顔には「生きた人間の心電図が、ほんとに飛んでいるよ」という文字が書かれていた。

察するに、相手社員にしてみれば、「どうせただのベンチャーがいい加減な製品をでっち上げたのではないのか」、と思っていた様子。しかしながら、パソコン上には心電図波形がびくともせずに表示されている。通常は、大手専門メーカーが人間の代わりにパタージェネレータと称する「模擬心電図を出力できる装置」を持参して、「こんなに安定して送受信できますよ」というアピールをする。業界用語では、「パタジェネ」と呼ぶこともある。この場合、基線の動揺など起こりえないし、筋電図などのノイズさえ混入しない。だから、「きれいな心電図」の再現をアピールできるわけだ。

くだんのメーカー社員は、どうもこの図式でないかと疑ったらしい。もしかして、当方の営業員の胸に張り付けてあるのと別の送信機がパタジェネにでもつながっているのでは、と憶測でもしたのだろう。

確かに、この心電図送信機の基線安定度は、従来品とは相当差がある品質を備えている。その意味からすれば、専門家をうならせる性能を有している、と言うことも可能だ。

デファクトスタンダードへの道

小型心電図モニタは、いくつかの点で異色な特徴を備えた装置になった。

第一点目は、世界の最前線をゆく二・四ギガヘルツ帯を医療機器の世界に導入したことだろう。それは、従来のワイヤレス方式の医療機器で使用してきた周波数帯がUHF帯域に限定されていた状況に風穴を開ける結果につながった。

というより、UHF帯しか使えないと考えていた業界側にも問題がありそうだ。これだけ九〇〇メガヘルツ帯域とか二・四ギガヘルツ帯域などが有効利用されている状況下で、「医用テレメータ」はここを使いなさいと限定されて二〇年以上もたつのに、時代の変化を訴えられないでいた。

他の帯域を必要とする誰かが突破口でも開かない限り、総務省としても「それでいいのだろう」と思い続ける。規制する側か規制される側かのどちらかが動かない限り、規制事項は継続されるだけなのだ。必要な帯域、時代にマッチした帯域を要求しただけの話だが、それが受け入れられた意義は大きい。

これを機に、関連製品はもちろんのこと、ワイヤレスを利用する医療機器が例外なくこの帯域を使うようになった。考えてみれば、この小型送信機は二一・四ギガヘルツ帯を使用する医療機器にとってのデファクトスタンダードとして認められたことになる。

さらに、いくつかの点で、先駆的な役割を演じることになった。従来の心電図モニタやホルタ心電計というような製品は、送信機にしてもホルタ本体にしても一〇〇グラム前後の大きさを持っているのが普通だ。ところが、GM3で作り上げた製品は、桁違いのサイズや重量しか持っておらず、その意味でも、この製品群についての先駆者となった。何しろ、一二グラムそこそこで従来品と同一あるいはそれ以上の仕様・機能を有するという実績が、医療現場などに少なからぬ驚きをもたらした。

かくて、ベンチャーをはじめとする多くの企業で、このタイプの送信機や受信機を製造することにつながり、現在に至っている。

GM3の心電図送信機は、ソフト技術を含め、以上述べたようないくつかの特長を備えている。他社がこれを参考にして類似製品を出してきたが、GM3製品の基本的な考え方が踏襲されたものとなっている。中にはかなりの部分をコピーしていると推察されるものもあるが、それが業界全体の発展につながるなら、喜ばしいことなのかも知れない。

東日本大震災の影響から

二〇一一年三月の東日本大震災は、ＧＭ３の業務へも大きな影響を及ぼすことになった。一番の世間の関心事が省エネ・省電力という点に注がれていた関係上、当社にもそれに従った要望が寄せられるようになってきた。

その機運の中から浮上してきたのが、住宅や店舗における電力消費の節減というテーマだ。実際には、大手スーパーでの電力消費量を連続的にモニタリングしたいという要望が寄せられ、その目的にあった機器開発を行なった。小型でワイヤレス送信が可能な送信機能を持っているので、心電図送信機での経験がまともに流用できたのだ。

その中で送信機自体の電力を賄う方式についてのアイデアも生まれた。電力消費の測定には、電源ケーブル内を流れる電流をどう計るかという課題がある。そのため、流れている電流をケーブルの外からクリップするように小さなコイルを取り付ければ、電磁誘導により電流測定が可能となる。一番のアイデアは、その測定コイルから送信機自体の消費電力を賄えるという点だろう。「宿り木的便法」とでも言えばよいだろうか。ちゃっかり自分の食い扶持まで頂戴してしまう。一石二鳥といえば聞こえがよさそうだが、これもまた、スーパーエンジニアの傑作の一つだ。

福島原発に関わる直接の仕事も舞い込んだ。一つは、原子炉関係の仕事に携わっている方がたの健康管理に関わる相談だった。それには、GM3の心電図送信機が役立った。

もう一つは、放射能を測定してワイヤレスで送信する機器の要望であった。こうした要望にすぐに応えられたのは、小型省電力を得意とする送信機の基礎技術を保有していたからだ。

さらに付け加えるべき製品が出てきた。環境センサと呼んでいる製品である。温度、湿度、気圧に加えて、必要とあらば、前述の電力計測用のセンサも付加可能という製品だ。こちらは九二〇メガヘルツ帯の電波を使用していて、電力だけでなく、職場環境や生活環境など総合的な環境モニタリングをも可能にしている。

16　支援事業・コンサルタント事業の推進

近年の活動から

本書の執筆も終盤となり、そろそろ、まとめに入りたいと考えている。

実際のところ、日本光電、コントロンと続いたモニタ関連業務はＧＭ３へと継続し、さらにまた多くの企業と関わりを持つまでになってきた。しかも、筆者の関わる業態自体は、基本的には「企画・開発」業務でありながら、その発展形としての公共事業であったり、個々の企業支援であったりという変化を遂げた。

その中で、対象となる製品群が本筋の生体情報モニタを軸としつつも、医療機器全般へと広がりつつある。しかも、具体的な業務となれば、執筆活動、教育・講演活動、コンサルティングやコーディネータ活動という具合で、どちらかというと社会への還元といえば聞こえが良すぎるだろうか。

この間に、コンサルタントを主務とした独自の会社として、ケイ・アンド・ケイジャパン株式会社を設立して、これらの活動拠点とした。そのスタートも二〇年以上前の話なので、筆者の活動履歴の後半はここに重心がある。この会社を支えてくれたのは、これまでの関連で培われた医療機器産業界の方がたである。筆者の活動範囲が拡大していることで、その事実が関係者の広がりへとつながっている。

こうした医療機器関係者の存在こそが、筆者の活動を支え、導いてくれた恩人でもある。とくに、ＩＳＯ活動などを通じて常に筆者を支援してくださっているのが、株式会社スカイネットの井上政昭社長である。ごく最近、「狸泊謹献博兄詠懐」（狸泊謹んで博兄に詠懐を献ず）という漢詩まで贈っていただき、感謝の念に堪えない。なお、「狸泊」とは谷中の地に居住する詩聖で、自他ともに認める井上氏の雅号である。この詩にある「母似誰」を「モニタ」と読ませるところに発想のユニークさと素晴らしさがある。「母の心に似た何か」という意味で、モニタリングの神髄「母の心をもって患者を優しく見つめること」をうまく表現している。

本来なら、他の関係者一人一人にもお礼を述べたいところであるが、それも叶わないため、以下に記述する活動状況をお伝えし、感謝のしるしに代えたいと思っている。

狸泊謹献博兄詠懐
母似誰父正博雅
久知遊保節嫌奢
愛酒未見南柯夢
苟無作変人田爺

狸泊《りはく》 謹《つつし》んで 博兄《はくけい》に詠懐《えいかい》を献《けん》ず
母似誰《モニタ》の父《ちち》は 正《まさ》に博雅《はくが》なり
久《ひさ》しく 遊《ゆう》を知《し》り 節《せつ》を保《たも》ち 奢《しゃ》を嫌《きら》う
酒《さけ》を愛《あい》せども 未《いま》だ南柯《なんか》の夢《ゆめ》を見《み》ず
苟《いやし》くも 変人《へんじん》の田爺《でんや》と作《な》すこと無《な》かれ

狸泊より、謹んで博兄に思いを託した詩を贈ります。

モニタの父と言われている博兄は、正に学問が広くて品もよく長年にわたって、本当の遊びを知り（知の遊び）、節操を保ち、また華美贅沢を嫌う方です。

酒を愛していますが、酔って果敢無い夢を見ることはありません。

かりそめにも、変人の田舎爺さんと間違えてはいけません。

南柯の夢：夢のこと。はかないことの譬え。ある男が酔って古い槐樹（かいじゅ）の下で眠ったとき、大槐安国の王女と結婚して南柯郡守に封ぜられ栄華を極めるという夢を見た。夢から覚めて槐樹の根もとを見ると穴があったので調べてみると大蟻が王として住み、もう一つ穴を辿っていくと南側の枝（南柯）をのぼった所にも蟻が群れていたという唐の故事から。

著作活動の中から

筆者の特性といったほうが適切なのかも知れないが、「活動した内容や状況は適宜残しておくべき」と思っている。したがって、「仕事であれ、趣味であれ、何らかの形で記録を残せれば、それが自分としての反省にもなり、万が一、読者の目に止まる項目でもあれば、小さいなりにも社会還元の一つになる。だから、できるだけ書こう」という考え方を通している。

ここでは、主旨としても生体情報モニタ関連の書籍を整理しておきたい。

◎『バイタルサインモニタ入門』（学研メディカル秀潤社刊、二〇〇〇年）

初めて「バイタルサインモニタ」というタームを用いた。モニタの本質を入門者向けに書いたもの。生体情報モニタについての執筆は、雑誌や業界紙なども含めて多岐にわたるが、モニタ関連の単独の書籍としては筆者最初のものとなった。

◎『生体情報モニタ開発史』（真興交易刊、二〇〇四年）

筆者が関わった生体情報モニタを主軸として、モニタの全貌を歴史的かつ技術面から記述した。

◎『バイタルサイン収集論』（真興交易刊、二〇〇六年）
◎『Collective Theory of Vital Signs』（『バイタルサイン収集論』英文版）（真興交易刊、二〇〇六年）
小型心電図モニタをはじめとした、バイタルサイン収集の技術的な解説書。


これ以外に、医療機器全般のことを記述した著書が多くあるが、モニタの話がメインテーマとして主役を占める。

これからも機会があれば、興味あるテーマを絞りつつ、追加していきたいと考えている。

著述賞の中から

二〇〇三年に書いた『医療機器の歴史』（真興交易刊）と二〇〇六年に書いた『いのちを救う先端技術』（PHP新書）は、ともに日本医療機器学会（安原洋理事長）から著述賞を授与された。両方とも、医療機器全般について解説したものであるが、筆者の特性上からも、生体情報モニタの記述が多い。

このうち、『医療機器の歴史』は、杏雲堂病院の釘宮豊城先生（当時は順天堂大学病院教授）に巻頭言（推薦のことば）を賜った。このとき、釘宮先生から思わぬことを言われたことがある。本書の冒頭部分にも関係することなのだが、この『歴史』ではベッドサイドモニタＭＢＭ―40の発端として清原先生のことに触れていた。「清原先生のことが出てきて、びっくりしたヨ」とのこと。おそらく、お二人は東京大学病院の麻酔科勤務時代の先輩・後輩の間柄。だが、清原先生が最初の生体情報モニタに関わっていたことはご存じなく、「想定外」だったのであろう。

この「関係」はさらに深い巡りあわせとなった。というのは、釘宮先生はＭＢＭ―40が所蔵されている神戸の麻酔博物館の館長を兼ねていたからだ。筆者の神戸訪問の前日、折しもＩＳＯ国内委員会で釘宮先生にお会いした際、おもむろに出された名刺を見て、非常に劇的な縁だと感じた。麻酔博物館館長――「エッ、そうなんですか」と言ってみたが、あとは声が出なかった。

「神戸へとはやる気持ちを抑えて」と書いたが、世の中の人と人との縁について、その深さと長さ、それに相互関連などを顧みると、感慨以外の何ものもない。

学会活動の中から

学会活動といっても、要請された講演に応えたものが主体である。主題はすべて生体情報モニタ関連のタイトルであり、順を追って記述しておく。

◎「生体情報モニタ開発史」（日本臨床モニタ学会、二〇〇六年、札幌）
　前記、著書と同名のタイトルを冠しての講演を、大会長の並木昭義先生より依頼された。中でもパルスオキシメータに関わる質問などが多く、その関心度の高さが実感できるものとなった。

◎「医療電子機器開発の現状と未来」（日本集中治療医学会、二〇〇七年、神戸）
　大会長・丸川征四郎先生より、ＩＣＵで使用する機器群の概説を行なうよう要請されたもの。

◎「血圧測定と血圧計」（日本医療機器学会、二〇〇九年、横浜）
　大会長・菊池眞先生（現医療機器センター理事長）より、血圧計の測定技術を主体としての解説を要請された。課題と未来への展望について解説。

◎「モニタリング技術の変遷と展望」（日本臨床モニタ学会、二〇一〇年、大阪）
　内容はともかくとして、聴講者の中に名だたる先生方がずらり、前にも後にも、これほど緊張した講演は、先の台湾での経験以来となった。

◎「医療機器の現在・過去・未来」（日本呼吸療法医学会、二〇一〇年、東京）
以上が講演実績であるが、このほか、日本医療機器学会においては会誌編集委員を一五年間ほどにわたって委託され、現在に及んでいる。その中で、特集記事について担当したものには以下の記事がある。

◎「ISOTC121（麻酔装置及び医療用呼吸器）の動向」（二〇〇三年五月号）

◎「医科器械のオリジナリティー」（二〇〇四年七月号）

「医療機器」という用語が正式に薬事法の中で使われるようになったのは二〇〇五年から。それ以前に特集した記事のタイトルなので、「医科器械」が使われていた。

◎「パルスオキシメータのすべて」（二〇〇五年十二月号）

この特集の中に、「反射型センサ」の記事を書いた。またミノルタカメラ勤務時代に、世界初の指センサを開発した山西昭夫氏による「パルスオキシメータの黎明期」を含む。

◎「続・パルスオキシメータのすべて」（二〇〇七年二月号）

この特集の中には、青柳卓雄氏による「パルスオキシメトリの誕生から未来へ」という記事が含まれている。

◎「血圧計のすべて」（二〇一〇年十二月号）

◎「非接触モニタリングの時代」（二〇一三年八月号）

最近のモニタリング機器について、非侵襲、非接触によるものが増えつつある現状に鑑み、特集記事を組んだ。

教育活動の中から

一九八七年より八年間にわたって、防衛省・陸上自衛隊衛生学校において、『医用工学概論』（医歯薬出版刊）を教科書として、同名の講義を行なった。内容は電気工学が中心であったが、理工系でない学生が半数程度まじっていたため、「交流理論」などの講義には、かなり苦労を強いられた。しかしながら、微積分を使わずにいかに説明するかという難題に対して、その説明の可能性を探すことに興味を見出した。しかも、できるだけ「楽しい授業」を心がけた点が注目され、大いに好評を得た。

また、学生が興味を持つのは、単に純粋な電気技術ではなく、例えば、「心臓はなぜ動く？」というような生理学的な興味であることも判明、その回答として生まれた著書が『電気システムとしての人体』（講談社・ブルーバックス）だ。この本に関しては、「工学者が書いた生理学」という抜群の評価が与えられた。

それまで、生体情報モニタを中心にした業務にしか関わっていなかったことから、新たに医療機器全般を学ぶ機会となり、講義する側にも初めて知る「医療機器」の意義を感じ取れた。その意味では、この経験が自分のその後の業務にとって大きなメリットとなった。「教えること」は「学ぶこと」でもある。

二〇一〇年から二〇一二年の三年間、城西大学において現代政策学部の学生向けに「医療機器論」の講義を行なった。初年度は、適当な教科書が見つからなかったため、『医療機器の歴史』(真興交易刊、二〇〇三年)をサブリーダとして使用した。その年に、教科書『医療機器』(真興交易刊、二〇一一年)を書いて、二〇一一年からはこれを教科書とした。講義の内容は、医療機器全般についての「概論」という位置づけにし、医療機器の役割を主題としたものにした。

このほか個別の大学からも特別講義などの要請があり、時間の許す限り対応してきた。医用工学や医療機器関連のテーマが主体だが、主な講義・講演を記しておく。

◎「国際化時代の医用機器」(東海大学、一九九六年)
◎「いのちを救う先端技術」(前橋工科大学、二〇一〇年)
◎「医療機器開発入門」(茨城大学、二〇一〇年)
◎「工学と医学の狭間に」(群馬大学、二〇一一年)
◎「医療機器産業の実情―現況と未来展望」(電気通信大学、二〇一五年)

講演・セミナー活動の中から

ここ一〇数年ほどの活動で、とくに時間を割いてきたものに講演やセミナーといった業務がある。

公官庁、各都道府県などや商工会議所、工業会、各種コンソーシアムといった団体からの要請が多いが、個別企業からの社内教育目的のものもある。要は、これまでの筆者の経歴に絡んで、「医療機器開発の経験談」、「医療機器産業参入のための心構え」、あるいは「医療機器産業の現況と展望」といった内容のものだ。

かつて、パワーポイントのなかった時代には、ポジフィルムを使用して写真撮影をし、そのままスライドにしていた。しかしながら、パワーポイントが出現した途端、この作業が一気に簡易化され、講演準備が短時間で容易にできるようになったメリットは大きい。しかも、過去に使ったスライドでも、簡単にアップデイトでき、またコメントを追加修正できる、さらには、図面や表などがいとも簡単に作れてしまう恩恵は、計り知れないものがある。講演要請の頻度が多くなってもそれに応えられる要因は、ＩＴ（情報技術）が普通になった社会にあるといえるもかも知れない。

さて、その中でいくつか苦労話的なエピソードを紹介しておくことにとどめる。
その一——富山での講演の翌日が豊橋でということで、中間の金沢に泊まる。だが、翌朝、北陸線が事故でストップ。約束時間に間に合わせるため、普通列車とタクシー、新幹線と乗り継ぎ、到着は講演の予定時刻の二時間後。筆者の後の講演順序を前に持ってきてもらい、それでも間に合わないため、一〇〇名あまりの聴衆に三〇分程度の休憩時間を強要するという、前代未聞の体験があった。
その二——愛知での講演の前日に体調を崩し、筆者の前の講演者、三菱UFJリサーチ&コンサルティングの柏野聡彦氏に引き続き筆者の行なうはずだった講演を依頼する羽目に。他人のスライドを使った上に、内容もままならぬ講演を引き受けていただいた柏野氏に感謝、感謝、感激。
その三——広島でのセミナーの当日、パソコンにつないだプロジェクタの画面がおかしい。赤っぽい画面になっていて、カラー表示にならない。あわててプロジェクタを交換してもらったが、不調は直らない。開始時刻を過ぎ、聴講者はじっと我慢。こちらは焦って冷や汗が出てくる。助けてくれたのは聴講者の一人。「コネクタが緩んでいませんか？」と言われて、早速試してみると、まさにそのとおり。感謝を述べてからセミナーを開始。落ち着いて状況を把握すれば、少なくとも電気技術者にはわかる。RGB接続しているのだから、ケーブルとパソコンとの接続不良は見抜けるはず。五、六〇名の聴衆を前にとんだ恥をかいた一幕となった。

医工連携支援事業の中から

「医工連携」というタームは、医療機器を開発するにあたっての骨組みとして、医療分野と工業分野が協力して推進することを主軸とした取り組みだ。通常、これまでの医療機器の開発は、専門メーカーが中心となって遂行されてきた。とくに、わが国では、大手専門メーカーが主役となり、独占的な産業分野として成り立ってきた経緯がある。

ところが、一〇年くらい前から、日本の医療機器産業は米国より後れ劣っているという議論が盛んに行なわれるようになった。とくに、療機器関連での後れが指摘され出したのも、そのころからである。例えば、心臓ペースメーカにしても、手術ロボットにしても、日本製が皆無に近く、このままでは米国に圧倒されてしまう、と危惧されている。

経済産業省などの政府機関や都道府県をはじめ、産業界においてもこうした考え方が行き渡り、何らかの手立てを講ずる必要があるという認識で一致している。それには、中小ものづくり企業や異業種企業の医療機器産業への参入が必須であり、産官学の総合的な対策が必要であるとされている。

医療機器産業は多品種少量生産という形態を有する独特な事業であることから、中小企業とか異業種産業からも参入しやすい状況にある。また、ヘルスケアへの一般人の関心の高まり、高齢化等社会現象に後押しされる介護・福祉（機器）産業への注目など、医工連携の関心度の上昇には、近年のこうした現象がベースになっている。

この機運に合わせるかのごとく、二〇〇五年にＮＰＯ法人「医工連携推進機構」（立石哲也理事長、笠井浩専務理事）が設立され、筆者も理事として参画している。いくつかの活動の中から、とくに活発な事業として注目されるのが、経済産業省の「医工連携事業化推進事業」へのサポート業務である。従来、平成二二（二〇一〇）年度補正予算による「課題解決型医療機器等開発事業」から始まった支援事業で、平成二六（二〇一四）年度から、「医工連携……」という名称に変更となった。さらに、平成二七（二〇一五）年度から発足した国立研究開発法人日本医療研究開発機構（ＡＭＥＤ）に引き継がれ、現在に至っている。

医工連携推進機構にとっても、その目的に合致した事業支援であることから、継続的な協力を続けている。とくに、支援が必要なのが、各研究テーマ・開発テーマをいかに事業化と結び付けるかというところだ。この課題に対峙でき、あるいは支援できる立場にあるのが当機構であり、その役割としての活躍の場が増えている。

医工連携事業化推進事業は、具体的なテーマとして一三〇件を超えるところまで遂行されてきており、今後ともさらに追加・継続される見通しである。当機構からは「伴走コンサル」という形態で、事業遂行団体へのコーディネートを主務とする支援を行なっている。

コンサルタント活動の中から

医療機器の開発については、自社でのメインターゲットが「医療機器開発」であり、診断機器を中枢に据えて、ヘルスケア機器や診断機器など広範囲のコンサルサント事業を展開しつつある。

業種も、医療機器専門企業から始まって、異業種と呼ばれる機械・化学・部材・加工関係などにも広がっている。企業形態も、世界的な大企業をはじめとして、中小企業までの多様な業種を包含している。

非常に興味深く感じているのは、いかなる異業種であろうと、「医療機器」や「ヘルスケア」となると、それに無関心な企業を探すのが難しいほど、大多数の企業の関心を引きつける魅力を持っていることだろうか。その観点からすれば、筆者のコンサルティング事業が時流に乗っている、というのを実感している毎日でもある。

その中から、いくつかについて触れておく。

大企業であれ、ベンチャー企業であれ、初めて医療機器産業へ参入するという事態になると、必ず法規制のバリアが待ち受けている。この産業自体が規制産業とも呼ばれるゆえんだが、それは薬機法（旧薬事法）の規制をもろに受けるからだ。

したがって、参入企業にとっての共通の課題が、このバリアをどう突破すればよいのかということ、これに尽きる。第一、新規参入となると、法そのものが実感できない。それほどに、手探り状態のままの様子見から始まる。薬機法というものの本質はもとより、「突破のための課題のスケール」がわからないからだ。そのための設備やスタッフ、管理体制といった独特の規制項目があるため、何から手をつけたらいいのか、という疑問が寄せられる。

一例として、異業種の大企業の場合、すでに独自の生産管理体制を敷き、薬機法で規定するよりはるかに厳格な管理体制のもとに、十分過ぎるほどの生産管理を行なっているのが実情である。その場合でも、薬機法で規定するレベルまで落とさなければ、突破できない難題がある。こういったケースでは、例えば安全性のチェックにおいて、「この程度でいいのですか」と逆説的な質問を受けることさえある。

こうした事例を重ねるにつけ、法そのものが、医療機器という多品種少量を得意とする「特殊メーカー向け」に作り出された特例法との印象を受ける。だが、一流大企業といえども、いざ参入となると、この特例的な縛りを突破しない限り、この道に入れないのだ。

多くの企業に接してみて、初めて薬機法の功罪について思い知らされたことが多い。この辺の事情については、いずれまとまった書籍にしたいと計画している。

「血栓子」の検出を可能とするために

モニタリングのパラメータの中で、いまだに開拓されていない分野も多数存在する。その意味からすれば、生体情報モニタは、その歴史を概観しても「まだ始まったばかり」といえるかも知れない。

その未知のパラメータの一つに「血栓子」がある。だが、このパラメータに関する研究・開発はこれまで比較的少ない。その中で、東京慈恵医科大学教授・古幡博先生は、超音波法による「血栓子検出」に生涯を懸けられたという表現が適切だろう。このテーマは平成二三（二〇一一）年度の経産省の「課題解決型医療機器等開発事業」としても採択され、事業体の一翼を担った橋本電子工業（橋本正敏社長）とともに遂行されてきた。

この事業は、血栓子をモニタリングしたいというニーズに対し、それに応えようとした初めての試みだったと推測している。その意味でも、この新たな挑戦に対して敬意を表したい。しかしながら、古幡先生はこの機器の完成を見ずに他界し、開発は後を継いだ橋本電子工業に託された。

一番の難関は、新規パラメータゆえの法突破のバリアにあることが明白だった。そこで、その課題をどうするかが重要と考え、一案を提案した。一気にすべてをクリアにするのでなく、ステップ・バイ・ステップ、つまり最初はクラスIIの認証基準の範囲内での取得を目指すべきだというアドバイスをした。

クラスIIの認証範囲となると、「血栓子検出」を前面に出すことなく、これまでの類似品の一般的名称「超音波ドプラ血流測定装置」として申請しなければならない。そのうえ認証基準の範囲という制限があり、「超音波による血流測定」という機能の範囲を超えられない。

そうした制約内であっても、まずは認証を取得して臨床で使えるようになれば、医療機関でも大手を振って使用できるメリットがある。この方針のもと、二〇一四年に認証取得に成功した。この製品の販売名に「FURUHATA」の名を冠して、基本的なアイデアを出し、製品化への夢を懐き続けた故人を称えている（図12）。

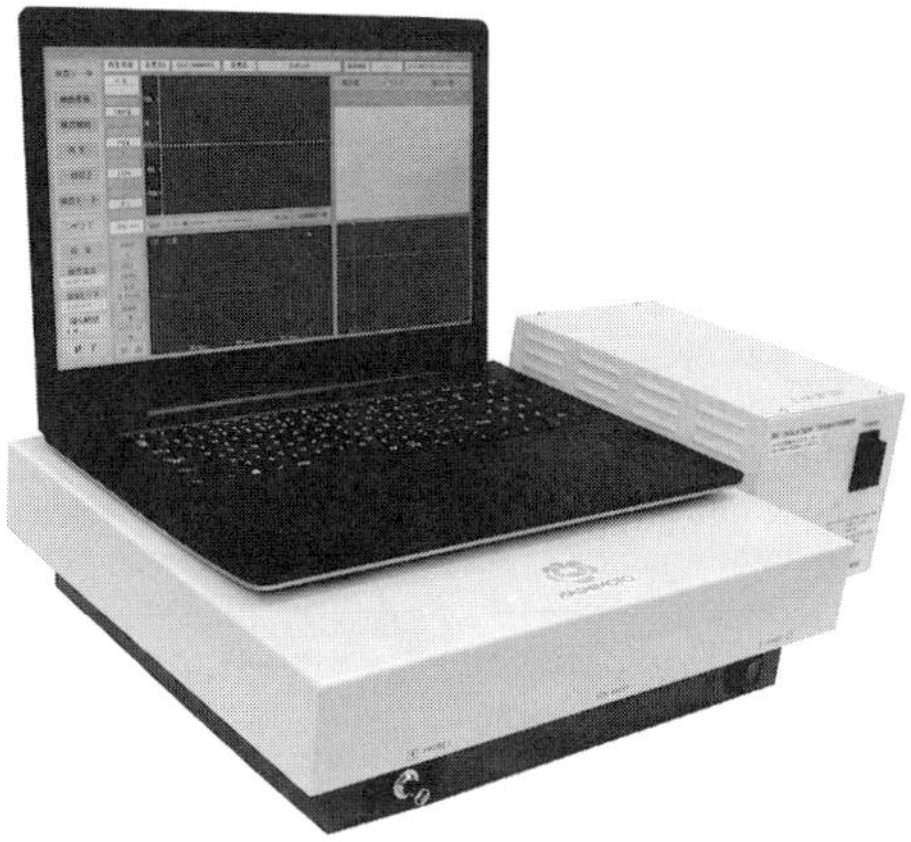

図12　超音波ドプラ血流測定装置 FURUHATA

その後は、測定精度の向上を図りつつ、血栓子の検出という機能を前面に出して、クラスII製品としての承認を目指した開発が続いている。今後のメインテーマは、血栓子のモニタリングが可能な製品に仕上げることだ。それにより、恩恵を被れる人が何人もいる。それを待ち望む人のためにも、真に役に立つ商品とすることが次の大きな目標として掲げられている。

ティッシュオキシメータによる脳機能モニタリング

横浜市にあるベンチャー企業スペクトラテック（大橋三男社長）から、開発支援の相談を受けたのは、二〇一一年ごろのことである。

同社では、脳機能の可視化をめざして光トポグラフィーによる検査機器を研究目的で商品化してきた。この機器はうつ病の診断補助などに利用できることで知られている。実際には、近赤外線を大脳皮質に照射して酸化ヘモグロビンによる吸光度を指標とする測定方法だ。

大橋社長から相談を受けたのは、この機器を臨床現場への応用機器として展開するために必要な手続きや手段についてだった。つまりは、法規制をどう突破するかというアドバイスを要請されたわけである。

ベンチャー企業にとっての共通的な課題であるともいえるが、医療機器としての認可を受けるためには、まずは製造業や製造販売業などの業許可を取得しなければならない。その取得のために、まずは製造業を、続いて製造販売業を申請してもらった。申請条件自体、同社内だけではクリアできない部分も存在し、外部の協力を仰いで達成できたものだ。

引き続き、製品がクラスIIの認証基準内になければならないため、一部分の設計変更を要請し、申請に漕ぎ着けた。こうした業務は、いわば「規制適合開発」とでもいうべき手順であり、その手法に関してのコンサルはノウハウ伝授的な要素を含む。

幸いにして、この手順により、一般的名称「脳機能オキシメータ」、販売名「光イメージング脳機能測定装置 Spectratech OEG-16ME」という認証取得に成功した。

本製品は二つの特徴を有する。一つは、光変調方式に関してCDMA（符号分割多重）を採用していることだ。この方式は「スペクトラム拡散変調」とも呼ばれ、センサからの信号に関し信号対雑音比を高くでき、機器全体の小型化実現に役立ったことが大きい。

もう一つは、センサの光検出部の窓の材質としてITO（Indium Tin Oxide）膜を採用したことで、高感度、高S／Nとともにセンサを小型化できるという利点を有する。

折しも、二〇一四年四月、厚生労働省は光トポグラフィー検査の診療報酬「D236―22抑うつ症状の鑑別診断の補助に使用するもの」に対して二〇〇〜四〇〇という点数を与えた。したがって、本装置の出現は、時代の要求に応えた結果と受け止めていいだろう。

簡易脳波モニタによる睡眠評価が可能に

かつて、脳波計による検査は、脳機能の異常の診断に使われることが一番の目的だった。その後、アメリカやドイツのメーカーによって、麻酔深度がモニタできる機器が開発され、現在に至っている。

後者の理論から容易に推測されていたのは、「脳波による睡眠状態の把握が可能なのではないか」という機器開発への展望だった。主目的としては、「介護関係や健康な日常生活を送るための手段として利用できないのか」という期待だ。この目的に対して、果敢に挑戦したのが大阪のベンチャー企業、スリープウェル（吉田政樹社長）である。

同社が狙ったのは、簡易型の睡眠深度を推定するモニタ「スリープスコープ」で、脳波一チャンネルだけのもの。現在の睡眠評価装置（Polysomnography）が患者に多種類のセンサ類装着を強いていることから考えると、大きな進歩と捉えられる。一つの非常にシンプルな電極をつけるだけなので、装着される患者は束縛感から解放される。

例によって、スリープウェルはベンチャー企業としての性質上、医療機器の認証取得の難しさに直面していた。基本要件としての電気的安全性や電磁両立性の試験をどうすれば突破できるかという課題の解決策を探っていたのだ。この状況下でのアドバイスは日常業務の一環だったことから、有効な提案が可能だった。

まずは、第三者認証機関の選定と事前打ち合わせ、電気安全性試験とEMC（電磁両立性）の試験内容の確認と実機との適合性チェック、一般的名称の確定と性能試験項目の選定、といった支援活動を行なった。しかも、かなりの短期間での取得を目指していたので、そのためのスケジュール調整などもあり、あわただしい作業が続いた。

その結果、実際にスリープスコープが認証取得したのは二〇一三年三月である。さらに、その成果は、二〇一五年のMedtec Japanでイノベーション大賞の敢闘賞を授与されるまでになったのは、一協力者としてもうれしい限りである。

「ひとづくり」への関心を

医工連携をはじめとする「ものづくり」に関しては衆目の一致するところとなり、例えば、日本医工ものづくりコモンズ（北島政樹理事長）や各地方自治体などが活発な動きを見せ始めている。

確かに、こうしたオールジャパンでのものづくりは、一定の成果も見られるようになり、製造販売業を有する企業と部材・加工・ソフトといったものづくり企業とのタイアップも盛んになっている。筆者の関係する石川県、長野県、福島県、広島県、千葉県などでも企業同士のマッチングや、企業と医療機関の交流などが結実してきている。

一方で、不足していると感じるのが、それを担う人材やサポートできる人材の少なさだ。関係の各省庁でも、この点には気づき始めているようで、「ものづくり」だけでなく「ひとづくり」も重要であることへの認識が高まりつつある。とはいえ、ものづくりと比較すれば、さらに難しさや時間がかかるという難題もあり、そう簡単に片付くものでもない。最も気になるのが、医療機器技術者の不在ということだろう。いくら優秀な技術（ハードやソフト、あるいは部材、加工等の技術）であっても、それが医療機器として事業化可能となる手法を知らなければ、単なる一技術で終わってしまう。

医療機器は規制産業という性質上、その開発手法も純技術一辺倒ではモノにならない。いくら優秀な開発技術者であっても、医療や環境のこと、薬機法のこと、市場のこと、基本的な開発ステップの知識などを身に着けることが要求される。

そうした広範な知識は、一朝一夕では身につかない。しかも、そうした知識をまず教えなければ、身に着けようとさえ感じない。その意味からも、医療機器を扱おうとする経営側、管理者側にも、こうした意識を植え付ける必要がある。

次に必要なのは、医療機器開発のコーディネータやコンサルタントだ。このひとづくりも急務であり、じつは、意外にもこの種の人材が圧倒的に不足している。というのは、医療機器産業自体が、専門企業に偏っていた時代がかなり長い。よって、数少ない企業の中で数少ない技術者が存在するに過ぎなかった。挙句の果て、その技術者たちが定年を迎えると働く場も同時に失う。つまりは、リクルートを要望する企業があっても、再雇用のチャンスがかなり低いという弊害があった。

じつは、こうしたベテラン専門家が存在するにもかかわらず、再就職のチャンスが極端に低かったというのが現状なのだ。本来なら、こうした人たちは、医療機器への新規参入を狙っている企業にとっては、喉から手が出るほどに必須の人材のはず。あえて表現すれば、医療機器コンサルタントとしての人材は実在しても、ほしい企業とのマッチングが成立してない、といえばよいだろうか。

筆者個人としても、こうした現状はよくわかっていて、ことあるごとに人材紹介などを手掛けてきた。だが、いかんせん、個人でできる範囲など高が知れている。

こうした現況に鑑み、ぜひとも、政府機関をはじめとして、関係諸機関での対策を期待したいところでもある。

17 生体情報モニタの現在地とその進路

モニタは医療を変えたのか

二〇一五年の晩夏、久しぶりにお会いした野村和弘先生（元国立がんセンター病院長）からいただいた一言がある。野村先生とは、群馬県立太田高校時代の同級生で、その同窓会の席での話。生体情報モニタの初号機が見つかったことなどを語り合っていた矢先、「モニタは現代医療を変えたよネ」と言われた。もちろん、クラスメイトという関係上の外交辞令が半分という事実を差し引いても、筆者にとってはこの上ない暖かいことばとなった。

しかし、このことは慎重に検証しないといけない。というのは、確かに「モニタの出現がなかったら」という仮定が成立するなら、大変な事態になっていることはわかる。だが、遅かれ早かれ、日本光電がやらなければ、別の企業が別のプロジェクトをスタートさせただろう。そのことには十分な正当性があるので、全くモニタのない世界などはありえない。だから、話半分という計算が成り立つのだ。

一方では、やはり「医療への貢献度も大きかった」ということも可能だ。少なくとも、「バイタルサインのモニタリング」という概念とともにモニタという臨床機器としての医療機器の実物を示して見せた実績については誰も疑いの持ちようもない。さらには「アラーム」という概念の導入もある。この意義については、すでに述べた。少なくとも、医療スタッフが自身の五感を通して、しかも持続的にモニタリングするしかなかった時代を思えば、それだけでも画期的なことだったと思う。

もちろん、重要なのは、実際の貢献度が十分だったかどうかを検討すること。この点については、筆者としても決して満点を与えるわけにいかない。だが、何が不満足だったかを挙げることも難しい。なぜなら、少なくとも不満足を感じた時点で、解決への努力をしてきたつもりだから。

その一方で、近未来について「こうあってほしい」という点もいくつかある。その細目をいくつかの項目にわたって掘り下げることにより、これまでの課題についても反省して、「貢献度の大小」を考える試みに変えたいと思う。

新しいパラメータを模索すべき

生体情報モニタの五〇年を振り返ると、基本パラメータに大した変化がないことに気づく。唯一、目を引くのがパルスオキシメトリーといえるが、それも「脈波」からの二次パラメータに過ぎないといえないこともない。こんなことを書いたら、青柳博士に怒られそうだが、筆者の真意なので致し方ない。

ところで、パルスオキシメータは現代医療の中でも不可欠といっていいほど活躍中なので、その貢献度に関しては頭の下がることも事実。だからといって、パルスオキシメータが全能というわけでなく、他の新規パラメータが見つかっていないという事実のほうが強調されるべきだろう。

その中にあって、「血栓子」も方法論としての新規性はないにしても、今後の展開には期待できるものの一つといえる。

では、それ以外に何か新しい測定パラメータが見いだせるのだろうか。こういう議論を投げかけると、一番先に言われるのが「血糖値」だ。実際、血糖度計は尿や涙の類を含め、また観血・非観血を含め、多くの製品が売り出されてはいる。しかしながら、本当に実用段階のもの、また理想に近いものはないといったほうがいいだろう。その点に関していうなら、まだまだ理想像からはほど遠い。

「血圧」については既述したとおりであり、これも近未来に期待するしかない。しかし、「血糖値」に比較すれば、射程レンジに入っていることも事実なので、近未来にかなり実用に近い製品が出てくるはずだ。

では、ここに記述したものを除いて、新規パラメータの登場が望めるのかというと、なかなか難題だといわざるを得ない。医療ニーズから検討する方法もあるし、あるいは全く逆に現在の新技術からのアプローチに期待する手もある。いずれにせよ、生体情報モニタを進展させる方法論は、緊急的かつ必然的に議論されなければならない時期を迎えている。

「心拍出量」計測への展望

本書執筆の終盤になって、注目に値するニュースが飛び込んできた。非侵襲で「心拍出量」がモニタリングできるという装置の出現だ。

「血圧」と「心拍出量」は、電気技術の分野で言うところの「電圧」と「電流」に置き換えられるだろう。循環系をコントロールするための、極めて重要なパラメータである。

ごく最近になって、アメリカのチータメディカル社（日本での発売元：ＩＭＩ社）から発売になったのが「Starling™SV」という商品名のついた生体情報モニタである。「Starling」とは、二〇世紀初頭に、「スターリングの法則」という心拍出量に関わる考え方を創始したイギリスの生理学者名を指す。簡単にいうと、「心臓（左心室）から出る血液量は、心臓（右心房）に戻る血液量に依存する」という法則だ。横軸に右心房圧、縦軸に心拍出量をとってグラフを描くと、それらがほぼ比例して漸増するような曲線となり、それが「スターリング曲線」と名付けられている。一名「心機能曲線」ともいい、百年以上も前に提示された有名な法則でもある。

これまで、非侵襲による心拍出量測定は、インピーダンス法と呼ばれる方法論を基盤とした製品が市販されてきた。ところが、「Starling™SV」は、インピーダンス（電気抵抗＋リアクタンス分）のうちのリアクタンス成分のみに焦点を合わせたことに特徴がある。じつは、このリアクタンス分だけに注目すると、これと血流量との間に相関関係があることがわかったのだ。

この装置は、患者の胸部上に四個の電極（二個ずつ二つのペア）を貼り付けるだけで済む。一つの電極が電流電極と電圧電極から構成され、それらに七五キロヘルツの交流電流を流すだけで測定できる。実際には、電圧電極と電流電極の間に発生する位相差を検知するのだが、この位相差が血液の流量と相関するという事実を利用している。

これまで、非侵襲かつ連続で血圧測定を行なう難度については記述したが、血流についての情報も得られそうだとなると、かなり画期的な方式だと言える。

市販されて間もない製品なので、これからの展開を楽しみに待ちたいというのが実感である。

なお、これより前の二〇一四年に、日本光電から「ｅｓＣＣＯ」という心拍出量が計測できる製品が売り出されている。心電図とパルスオキシメトリーからの演算による方式を採用していることが特徴だ。

こうした事実を見るにつけ、非侵襲での心拍出量について言うなら、インピーダンス法から脱却する時期に来ている、という感触を持っている。

ＩＴとの融合は必至

生体情報モニタの分野に限らず、かなり広範囲の医療機器全般についてもいえることだが、現在のＩ（Ｃ）Ｔとの関係を無視して議論することはできない。

今やＩＴの時代といわれ、ＩＴとの融合・相互乗り入れを模索する必要があることは火を見るより明らかな事態である。その発展や進歩の速さは言うに及ばない。それなら、この進歩とともに進む必要があり、それをメリットに代えるべきなのだ。

具体例として、通信技術、とくにワイヤレス技術との関連について見てみよう。これに関わる最新技術については、携帯電話やスマートフォンの普及、地上デジタル放送の普及といった顕著な動向を見逃すことができない。

さて、生体情報モニタに初めてワイヤレスを導入して、もはや四〇年にもなる。その後、長い間ワイヤレス技術については停滞していたと言ってもいい。唯一、大きな変化があったとすれば、郵政省（現、総務省）が一九八八年に医療用テレメータに関して、「四〇〇メガヘルツ帯の特定小電力無線局」として制度化したことくらいだろう。

ところで、ここにきてアメリカをはじめとする、各国も非常な関心を示すようになり、とくに生体情報モニタの世界のリーダ、フィリップスが大きな変化を起こそうとしている。かつて、日本光電がワイヤレスでアメリカ進出を狙った際には、前身のヒューレット社がむしろ否定的だったことはすでに記した。だが、ここにきてその姿勢に大きな変化が出始めたことがわかる。

事実、二〇一二年に初めてワイヤレスを導入したとき、ＩＳＭバンド（工業、化学、医療向け）と呼ばれる二・四ギガヘルツ帯域の電波を使用し始めた。これは、ＧＭ３で二〇〇五年に導入した帯域と同一で、その昔、あれだけ強硬に反対論を出していた会社も、このICT時代の波には乗り遅れないように、という方向転換が見て取れた。

その程度の認識でしかなかったのだが、じつは、ここにきて、大変革が試みられていることが判明した。具体的にはISMからWMTS（Wireless Medical Telemetry Service）への展開である。このバンドは一・四ギガヘルツを中心とした帯域であり、一・三九五〜一・四〇〇と一・四二七〜一・四三二ギガヘルツの二つの狭帯域に分かれている。

最近、フィリップスが自社の生体情報モニタ「インテリビュー」（IntelliVue）に関して、「スマートホッピング」（Smart-hopping）という呼称の独自のシステムを展開している。その帯域がWMTSであり、二つとも五メガヘルツの特別帯域を保有している。その上、独自のプロトコルを有していて、両方向通信が可能だ。このシステムでは、生体情報モニタ関連の患者装着機器とセントラルモニタはもとより、モバイル、スマートフォン、また院内LANなどとの通信が広範囲で行なえるシステムだ。スマートホッピングとは、常に環境をモニタリングしながら、雑音のない周波数へ「飛び移る」方式を意味している。現在の携帯での通信方式では普遍の手法であり、このスマートホッピングはその方式から連想された方式と考えられる。

今後、WMTSがどういう過程を辿るか未知の面もあるが、わが国への影響も十分に考えられ、目の離せない展開になってきた。

非接触モニタリングへの夢

生体情報モニタの変遷を見ても、ほとんど変化していないことがある。それは、主機能となっている心電図モニタに関わることだ。

最初のＭＢＭ—40を作ったときも、心電図測定が主要な機能であり、現在の心電図モニタも全く同等の機能を持っている。少しは変わっただろうと思ったのだが、ＭＢＭ—40の心電図測定は、両手首と両足首に電極を装着して行なっていた。そのころは、アイントーフェンの「四肢誘導」が一番安定して取れる標準的な誘導法であった。だから、それ以上のことを考えられるはずもなかった。

その後、「モニタ誘導」と呼ばれる現在の誘導法が導入され、今でもこの方法をオーソドックスな方法論として、誰一人、疑う余地もない。

もう一つは、有線からワイヤレスになったことだろうか。この変化は大きいが、「胸に電極を貼って誘導する」ことについては全く不変である。

すでに書いたことだが、電極そのものから電波を飛ばす方法論は、かなり難しい。たぶん、不可能かも知れない。それなら、いっそのこと、電極そのものもなくしてしまう方法はないのか。もちろん、その中間型の電極をなくして、衣服かあるいはベッドに電極を埋め込む方法もある。これについては、現在でもいくつかのプロジェクトが進行中だ。しかし、本当に満足な心電図測定ができるかどうか、いまだに未知数な部分が多々ある。

理想的なことを言うなら、いわゆる、非接触で遠隔的に測定できないのかという夢のような話もある。衣服・ベッド電極よりもさらに難題とはわかっていても、いずれはそうなってほしいという希望が強い。

その希望に近い試みも、いくつか出てきている。主には、健康機器の分野だが、スマートフォンに埋め込んだカメラ用のレンズを通して顔などの脈拍変動を捉えて脈拍数を計数する方法がある。

また、ベッドや敷布に埋め込んで、呼吸変動や脈動を検知し、呼吸数や脈拍数をカウントできる機器も出現している。

もちろん、体表面から検知される心電図を、遠隔で測定する方法はあり得ないだろう。しかし、それに代わる、あるいは変わりうるパラメータの遠隔測定ができる日を期待している。

医療機器から健康機器へ

初期の生体情報モニタの対象は、手術室やＩＣＵなどクリティカルケア領域での患者であった。やがて、一般病棟の患者など、比較的軽症の患者に移行していき、現在では、さらに介護領域や自宅での個人の健康管理領域にも広がっている。対象者を重症度で見るなら、重症から軽症への広がりという図式に見えるが、もっというなら、未病や予防、あるいはヘルスケアへの拡大という状況にも見えてくる。ＩＴとの関連で考えても、今や誰もが自分の健康状態のチェックが手軽に行なえる時代に入ってきた。

その中で考えるなら、例えば、血圧計は「病院でのチェック目的」だけのものから「自宅での使用」が普通になりつつある好例でもある。

あるいは、心電図モニタやパルスオキシメータの健康管理目的への拡大も目に見えて明らかになっている。こうした状況は、さらに加速することも予想されている。つまり、生体情報モニタは、健康管理目的にも広がってきた、ということが断言できる。

その目的の製品の中では、脈拍数モニタが一番の普及例だろう。すでに、国内外の多くのメーカーが、この市場で競い合っている。二〇一五年春に、アップルがApple Watchを発売し、その中に脈拍数計測機能を入れてきた。じつは、二年ほど前にアップルと話した際、次は脈拍数とパルスオキシメトリーだろうと話したことがある。今回、後者は入ってこなかったが、いずれ入ってくるパラメータとなれば、パルスオキシメトリーが最有力だ。というのは、三年ほど前、マシモ社がiPadやiPhoneにつなげるパルスオキシメータセンサを売り出した経緯がある。これによって、パルスオキシメトリーが健康機器分野にグッと近くなったと感じたのだ。

ただし、今回の脈拍数モニタの結果次第にも思える。まずは脈拍数モニタをパイロット機能とした可能性も高い。その成否が今後の市場拡大に多大な影響を与えるであろう。

もう少し、別な面を見ておこう。

これまでの生体情報モニタでは、全くというほど無視されてきたパラメータがある。例えば、体動、エネルギー消費、体重、体脂肪といった項目だ。しかし、健康管理目的という視点からの機器を見ると、まずは歩数計や体重計が前面に出てくる。これらは生体情報モニタの「対象外」とも考えられ、むしろ「健康機器」が主役として扱うべきものということもできる。

歩数計は万歩計とも呼ばれるが、現在では多くの種類が市販され、性能・機能の向上が目立つ。しかも、近年では、歩数に加えて、歩きや走行時のスピード、また消費エネルギーまで算出するものもある。

一方、体重計に追加されたのが、体脂肪というパラメータだ。一般的には、体脂肪自体のインピーダンスが他の臓器などのそれより大きいことを目安に計算するのだが、その信頼性に関しては議論の多いところだ。

総体的に健康機器と生体情報モニタの関係を表現すると、どちらか一方に属する製品と相互乗り入れしている製品が存在することだ。相互乗り入れ品についていうなら、今後も生体情報モニタから健康機器への流れは加速し、さらには増加すると考えられる。つまり、測定対象でいうなら、重症から健康へという一方向の流れの上にある。

ソフトはGHS、ではハードは?

二〇一四年の十一月に施行された薬機法で、日本では初めてソフトウェアが医療機器として規制の対象となった。これまでも諸外国ではソフトウェアが医療機器として法規制下にあったので、日本での認識が遅れていたともいえる。

さて、ソフトウェアの範囲がどういうものなのかという点に関し、大いに興味があった。というのは、医療機器(ソフトウェア)と健康機器との境界が非常にあいまいだからだ。

案の定、厚生労働省では、その境目についての「基本的な考え方」を提出してきた。この考え方は、大項目だけでも七つもあり、具体例を含む小項目では三〇項目以上もある。こうなれば、いかに境界が曖昧かという実証とも受け止められてしまう。

ここで、面白い現象が発生した。というのは、経済産業省が主導した業界基準ともいえるＧＨＳマークの制定が、薬機法制定日に同時に発表になったからだ。ＧＨＳとは、「Good Health Care Software」を意味し、医療機器や健康機器全般のソフトウェアについての業界基準だ。薬機法に定めるソフトウェアの認証が医療機器に限定しているのに対して、その範囲を健康機器まで広げているという特徴を有する。

穿った見方をするなら、医療機器のソフトウェアは薬機法で、健康機器のソフトウェアはＧＨＳマークで、と受け取れる。とすると、今まで、健康機器については薬機法の対象外という考え方ができたが、今回初めて健康機器に対する業界基準が提示された、と見ることが可能なのだ。

この図式から、一つの勝手な考え方を導き出してみよう。過去から現在にわたって、医療機器の管理監督官庁が厚生労働省であることは事実だが、少なくとも健康機器のソフトウェアについては、経済産業省が関わっていた。実際、医療機器や健康機器の開発については、これまでも経済産業省に主体性があることがわかっている。それなら、一層のこと、健康機器に関しては、本体、つまりハードもソフトも経済産業省で主導するべきという方法論も成り立つ。少なくとも、医療機器以外はどこの管轄でもない状態から脱するべきだろう。健康機器産業の活性化も必要な時期に来ているので、その規制も開発も、どこかが音頭を取るべきだと感じるのは、筆者だけではあるまい。

脈拍数モニタとともに走る毎日

今、筆者自身の腕には、アディダス製の「マイコーチ」(micoach)という脈拍数モニタが装着されている。正確には、「腕時計に脈拍数計測機能が加わった装置」と表現したほうがいいだろう。

これまでも腕時計タイプの脈拍数計は、国内外各社から販売されているが、計測性能という点で満足できるものがない。もちろん、このマイコーチが性能的に満足かどうかというと、完全とまではいかない。しかし、筆者の使用目的には「まずまず」という感じだ。

というのは、筆者は日常生活の四六時中とはいわないが、ジョギング中などの心臓に負担がかかる状況での過度の負担を避けるため、せめて自分の心拍数くらいは知っておきたいと思っていた。筆者は健康維持のため四〇年以上も多摩川沿いでのジョギングを継続しており、ジョギングは日常生活の一部ともいうことができるほどだ。それゆえに、せめてジョギング中の心拍数の上限値くらいはモニタリングしたいと思っていたのだ。

生体情報モニタなら心電図モニタリングから心拍数を、パルスオキシメータなら脈拍数をカウントできる。しかし、こうした機器類は純粋な医療目的から開発されているので、可搬型や人体装着型のものは数少ない。生活にも支障のないものとなると、さらに小型の腕時計タイプなど、身に着けていても邪魔にならない程度のものが理想的なのだ。

マイコーチの持っている機能は、ほぼそうした希望を満たしてくれる、走っているときでも測定可能であることも判明している。筆者のケースでは、脈拍数の過度限界を一三〇回／分と決め、それ以上になるようだったらウォーキングに切り替えるなど、無理のない状態を保ちたいのだ。健康のためにやっていることが、健康を阻害するようでは、元も子もない。

じつは、マイコーチにはすごい性能がある。二歳の孫娘につけてみたのだが、一一九回／分とか一二〇回／分とかいう測定値が出る。階段を昇らせてみれば、一四〇回／分の値に跳ね上がり、それらしく追従をする。普通、新生児のバイタルサイン測定は医療機器でも難しい領域なのに、それ並みの性能を有していると見ることができる（図13）。

一つだけ難点をいうなら、脈拍数を測定するモードでは、内蔵電池が三時間程度しか持

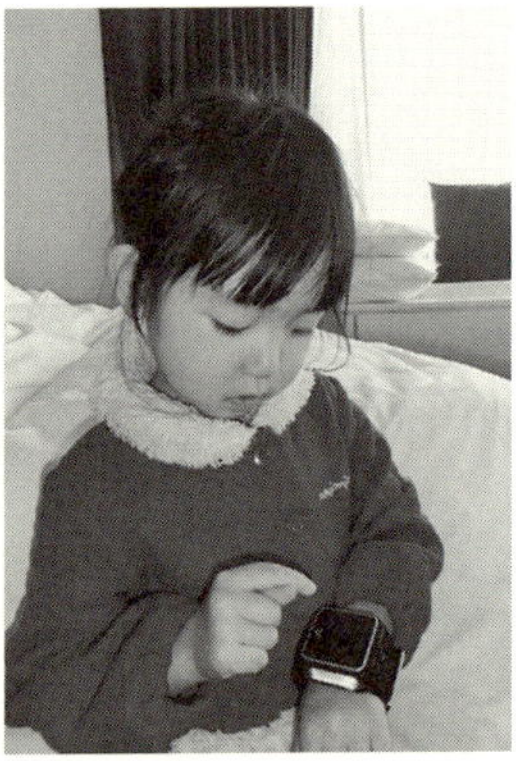

図13　幼児のバイタルサインが計測可能

たない。この機能を利用するケースでは、脈拍数測定のための発光ＬＥＤをかなりの強度で光らせているからだ。どうも、これは異常なくらいに感じるが、設計者が医療機器設計の経験者でないと想定すれば、我慢どころなのかも知れない。

こんなことを考えながら、今日も走った。と同時に、生体情報モニタの半世紀の進展を思う。自分で始めたことの恩恵の一部が自分自身に返ってきたな、と感じつつ……。

自宅に戻って測定値データを眺めていたら、横で眺めていた孫娘が画面をスワイプし出した。母親がｉＰａｄを操作しているのを、見ているからだろう。やむなく、脈拍数モニタのほうは孫娘に渡して、いつものカシオの腕時計につけ替えた。これを見て、今度はカシオの画面をスワイプしようとしたのだが、「おじいちゃん、これ動かない」と言う。

五〇年前は「火の玉方式」という心電図がすぐ消えてしまうブラウン管面上での表示方式しかなかったが、今ではタッチスクリーンが当たり前のことを二歳児でさえ心得ている。

むすび

二〇一五年十月末、かつて、ＩＣＵ－６０００や７０００シリーズを開発した課員たちが久しぶりの飲み会を開いた。池袋での会に集まったのは、総計で一〇名。そこで、当時の話が盛り上がり、モニタの開発エピソードをまとめたいという気分が強くなった。

本書の流れは、基本的に生体情報モニタが生まれてからの五〇年の流れに沿っている。もちろん、その流れの緩急が随所にあることも承知している。その急流の中心となっているのがこのメンバーと一緒に完成させたシリーズだ（図14）。

写真はそのときの面々で、今の日本光電での現役はたった一人だけ。このグループ内で最高齢の筆者は、最近、色の違う保険証が届いてびっくりした、というようなことを話した。ちょうど、区切りの年齢に達したところだが、それによって、自分はもうそんな年齢なんだと改めて思い知らされた感がある。しかし、それにしては「若く見える」などとおだてられるので、悪い気はしない。お世辞と思いつつも、毎日が充実していればこそ、強

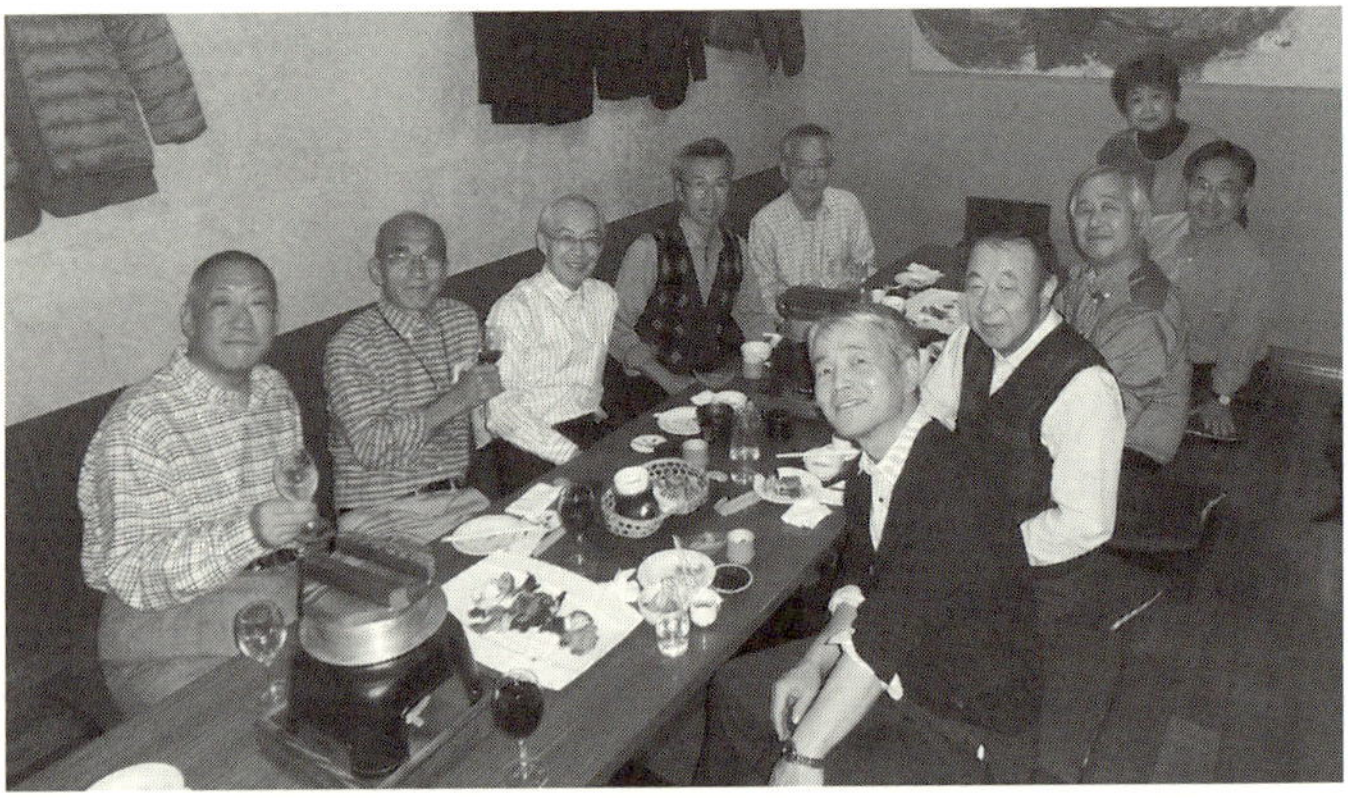

図14　ICU シリーズ開発に携わったメンバー

い意志を持ち続けられる、と思ったものだ。

じつは、このメンバーと一緒に仕事をした時間は、全体の流れの中のほんの一時である。そこを起点に、後半の大きなうねりや激流についてもじっくり書きたいとも思った。筆者の活動範囲と時間が広がったことによる興味も加わったからだ。例え話をすると、こうなる――田舎の無名の選手にJリーグのチームから声がかかる。ここで得点を重ねていると、セリエAからスカウトされる。ときを経て、ヨーロッパでのコーチングのライセンスも獲得し、今なお現役の選手たちに交じってときどきプレーもする――。筆者の歩んだ道を、好きなサッカーに重ねて見たままでだ。

こうした総集編的な話をと思い立ってから約二か月弱、ようやく、本書の「むすび」を書く段になった。今思うのは、意外に早く書けたという自負。それに、よく頑張ったという感じ。早く書いた割には、思いどおりの内容になった、という自覚もある。

本書の流れの中からも読み取っていただけるだろうと思うことが一つある。それは、時間との戦いのことだ。「時間がないからできない」、というのは真実ではない。じつは、時間が限られたほうがよい仕事ができる、というのが筆者の変わらぬ考え方だ。

それが偽らざる筆者自身の心境とはいえ、できばえの評価は読者諸氏にお願いするしかない。

薬事日報社の河辺秀一出版局長には、本書の企画から編集などの面で的確な指摘やアドバイスをしていただいた。その多大なご努力が本書の完成に対しての原動力となったことをお伝えするとともに、深謝の念を懐いている。また、内容のチェックについては、医療機器業界に籍を置く次男の久保田慎に委ねたことを付記しておく。

いろいろな変化や動きのあった二〇一五年も、もう少しで終わる。読者諸氏にも、来る年が良き年となるよう祈りつつ、Enter キイを押したい。

二〇一五年の年の瀬に、東京・調布市の自宅にて

久保田博南

索引

索　引

久保田博南（くぼた　ひろなみ）

1940年、群馬県太田市生まれ。群馬大学工学部電気工学科卒。日本光電工業株式会社、コントロンインスツルメンツ株式会社を経て、現在、ケイ・アンド・ケイジャパン株式会社および株式会社 GM 3 の代表取締役。医工連携推進機構理事、日本医療機器学会誌編集委員、ISO 委員、サイエンスライター。この間、生体情報モニタなどの医療機器開発とコンサルティングに従事。著書には『いのちを救う先端技術』(PHP 新書)、『電気システムとしての人体』(講談社・ブルーバックス）などのほか、専門書として『バイタルサインモニタ入門』（学研秀潤社)、『医療機器』、『生体情報モニタ開発史』（ともに真興貿易医書出版部）などがある。

メールアドレス：kubota@kandkjapan.com

生体《せいたい》情報《じょうほう》モニタ50年《ねん》　—航跡《こうせき》の回顧《かいこ》と進展性《しんてんせい》—

2016年 5 月31日　発行

著者　久保田博南
発行　薬事日報社
〒101-8648　東京都千代田区神田和泉町 1 番地
電話　03-3862-2141　FAX　03-3866-8408
ホームページ　http://www.yakuji.co.jp/
オンラインショップ　http://yakuji-shop.jp/
表紙デザイン　株式会社オセロ
印刷・製本　昭和情報プロセス株式会社

　ISBN978-4-8408-1349-5